Haile Fentahun Darge
Getahun Shibru

Prevalência da deficiência da acuidade visual e do daltonismo

Haile Fentahun Darge
Getahun Shibru

Prevalência da deficiência da acuidade visual e do daltonismo

ScienciaScripts

Imprint
Any brand names and product names mentioned in this book are subject to trademark, brand or patent protection and are trademarks or registered trademarks of their respective holders. The use of brand names, product names, common names, trade names, product descriptions etc. even without a particular marking in this work is in no way to be construed to mean that such names may be regarded as unrestricted in respect of trademark and brand protection legislation and could thus be used by anyone.

Cover image: www.ingimage.com

This book is a translation from the original published under ISBN 978-3-330-35249-0.

Publisher:
Sciencia Scripts
is a trademark of
Dodo Books Indian Ocean Ltd. and OmniScriptum S.R.L publishing group

120 High Road, East Finchley, London, N2 9ED, United Kingdom
Str. Armeneasca 28/1, office 1, Chisinau MD-2012, Republic of Moldova, Europe
Printed at: see last page
ISBN: 978-620-7-68100-6

RECONHECIMENTO

Antes de mais, gostaria de expressar a minha sincera gratidão ao meu orientador, Dr. Getahun Shibru, pela sua orientação profissional positiva, valiosa e fiável, pelos seus comentários construtivos, sugestões e encorajamento, desde o desenvolvimento da proposta até à conclusão desta tese. Passaram inúmeras horas a tentar dar sentido ao meu trabalho e a criticar os meus progressos ao longo do percurso.

Estou também muito grato ao Professor Yekoye Abebe pelos seus valiosos comentários e ideias durante o desenvolvimento da proposta e à Dra. Adugna Lisanework do Departamento de Oftalmologia do Hospital Menelik pela sua melhor cooperação na prestação de uma breve orientação e explicação sobre a tabela de Snellen e o teste de Ishihara.

Gostaria de estender a minha gratidão a Betewulign Kassa (professor na Universidade de Axum), Aemro Mekonen (estudante de mestrado na AAU) e Birhanu Dessie (estudante de mestrado na AAU) pelo seu apoio técnico durante a recolha de dados.

Estou igualmente grato aos directores e ao pessoal das escolas primárias "The Holy Trinity Cathedral" e "Zeray Deres" pela sua positividade e cooperação durante a recolha de dados.

Gostaria também de agradecer ao Gabinete de Investigação e Publicação da Universidade de Adis Abeba pela assistência financeira e à Universidade de Samara por me ter patrocinado e coberto as minhas despesas de subsistência durante o período de estudo.

Estou também muito grato ao Departamento de Fisiologia Médica da Universidade de Adis Abeba e a todos os meus professores do Departamento pela sua contribuição significativa para a minha carreira académica.

Os meus agradecimentos especiais vão mais uma vez para o meu tio Muluken Bayih. Foi graças a ele que ganhei coragem para prosseguir os meus estudos, me senti confiante e sonhei mais.

Acima de tudo, gostaria de agradecer à minha família como um todo pelo seu papel fundamental e principal no sucesso da minha vida. Sinto-me orgulhoso deles.

E, finalmente, estou muito grata a todos os meus amigos que me apoiaram de uma forma ou de outra, tornando esta investigação possível.

ÍNDICE DE CONTEÚDO

LISTA DE ABREVIATURAS

CNS	Central Nervous System
CVD	Color Vision Disorder
Fig	Figure
FVL	Functional Visual Loss
ICD-10	International Statistical Classification of Diseases, 10th revision.
LGN	Lateral Geniculate Nucleus
LP	Light Perception
NLP	No Light Perception
nm	nanometer
RE	Refractive Error
SNNP	South Nation Nationality and People
VA	Visual Acuity
VAI	Visual Acuity Impairment
VI	Visual Impairment
WHO	World Health Organization

RESUMO

A visão é o principal meio de integração entre os indivíduos e o ambiente externo. Num olho normal, a luz é focada na retina. Esta mensagem é depois enviada para o cérebro para ser interpretada como uma mensagem. Existem diferentes factores que afectam a visão normal, como a infeção, a má nutrição, a falta de alimentos ricos em vitamina A, o erro de refração, a catarata, etc. A deficiência visual é a principal causa de cegueira e mortalidade nos países em desenvolvimento onde não existem serviços de saúde suficientes e devido à má nutrição.

O principal objetivo deste estudo foi determinar a prevalência da diminuição da acuidade visual e do daltonismo em crianças em idade escolar.

O estudo foi realizado em escolas primárias governamentais e privadas seleccionadas aleatoriamente em Adis Abeba, de 10 de setembro a 30 de novembro de 2013. Foi utilizado um desenho de estudo transversal e, recorrendo à amostragem aleatória com cálculo do tamanho estimado da amostra, foram envolvidos no estudo 378 alunos de duas escolas. Foram incluídas todas as crianças em idade escolar das escolas seleccionadas que tinham um consentimento escrito dos pais.

A tabela de Snellen foi utilizada para o teste de acuidade visual e o daltonismo foi determinado utilizando os testes de Ishihara. Os alunos com acuidade visual ≤ 6/12 e daltonismo foram entrevistados e diagnosticados por um oftalmologista para identificar as causas da deficiência da acuidade visual. Foram também preparados e preenchidos questionários estruturais pelos pais para conhecer as características sócio-demográficas. Os dados recolhidos foram limpos e verificados manualmente e o resultado foi apresentado sob a forma de tabela e gráfico utilizando o SPSS versão 20.

Embora a prevalência da cegueira seja elevada à medida que as pessoas envelhecem, é também um problema importante nas crianças dos países em desenvolvimento, como a Etiópia, devido à má nutrição e à limitação dos serviços de saúde. O estudo encontrou a prevalência de deficiência de acuidade visual; VA ≤ 6/12 em ambos os olhos foi de 5,8% (3,2% mulheres, 2,6% homens); VA < 6/18 em ambos os olhos foi de 1,1% e VA < 6/18 no melhor olho foi de 0,53%. A prevalência de daltonismo neste estudo foi de 4,2% (1,6% do sexo feminino, 2,6% do sexo masculino); 2,9% deutran, 1,1% protan e 0,3% fraqueza de cor.

Embora a prevalência da deficiência visual nas crianças fosse muito baixa, deveria ser-lhes dada prioridade, porque a saúde das crianças teria um custo elevado para o desenvolvimento económico, social e educacional da comunidade. A maioria das crianças com deficiência visual demonstrou pouca adesão ao uso de óculos. Assim, o Ministério da Saúde, o Ministério da Educação e outras partes interessadas devem procurar estratégias diferentes entre os estudantes para que haja uma mudança de comportamento relativamente ao uso de óculos. Devem ser realizados mais estudos para determinar a magnitude e a gravidade da DVC utilizando o anomaloscópio, a deficiência visual da visão ao perto utilizando o diagrama ocular de Jaeger e os factores de risco para problemas visuais. A deteção precoce do defeito visual de um indivíduo é muito importante na vida para tomar decisões sobre a carreira futura ou para fazer correcções.

Palavras-chave: *acuidade visual, daltonismo, prevalência e deficiência visual.*

Capítulo 1

1. INTRODUÇÃO

O sistema visual é um dos nossos sistemas sensoriais mais importantes. É o principal meio de integração entre o indivíduo e o meio exterior. Resulta da entrada de luz no olho e da interpretação deste estímulo pelo cérebro. Num olho normal, a luz é focada num ponto da retina. A função visual global de um indivíduo tem quatro componentes principais: comunicação, mobilidade, actividades da vida diária e tarefas sustentadas de visão de perto, como a leitura e a escrita, incluindo a visão de cores e a avaliação da sensibilidade ao contraste. Isto é conseguido através de um sistema ótico no olho que refracta a luz para a retina, onde ocorre o primeiro passo do processamento visual (Krebs *et al.*, 2012).

Existem dois tipos de células fotorreceptoras na retina: os bastonetes e os cones. Cada célula fotorreceptora tem um segmento exterior onde ocorre a deteção da luz. Os segmentos externos dos bastonetes e dos cones diferem na sua morfologia, mas cada um contém discos que contêm um fotopigmento ligado à vitamina A (rodopsina nos bastonetes, iodopsina nos cones). A ativação deste fotopigmento pela absorção de luz (fotões) inicia a cascata de transdução de sinal (Krebs *et al.*, 2012).

A partir da célula fotorreceptora, a via visual é constituída por uma cadeia de quatro neurónios que processa a informação visual e a transmite ao córtex. Os dois primeiros neurónios da cadeia encontram-se na retina: as células bipolares e as células ganglionares da retina. Da retina, a via visual projecta-se para o terceiro neurónio, que está localizado no núcleo geniculado lateral (LGN) do tálamo. Os axónios do tálamo projectam-se através das radiações ópticas para o córtex visual primário (Krebs *et al.,* 2012).

Se houver algum defeito na anatomia e na fisiologia do sistema visual, este causará deficiências visuais como a baixa visão e a cegueira. De acordo com a Classificação Estatística Internacional de Doenças, Lesões e Causas de Morte, 10th revisão (CID-10), a baixa visão é definida como uma acuidade visual inferior a 6/18, mas igual ou superior a 3/60, ou uma perda de campo visual correspondente a menos de 20 graus no melhor olho com a melhor correção possível e a cegueira é definida como uma acuidade visual inferior a 3/60, ou uma perda de campo correspondente a menos de 10 graus no melhor olho com a melhor correção possível (CID-10, 1992, The Oslo invitational workshop, 2005).

A acuidade visual é definida como a clareza ou nitidez da visão, que é a capacidade do olho para ver e distinguir pormenores finos (Tonks, 1993). Estima-se que 1,6 mil milhões de pessoas no mundo sofram de diminuição da acuidade visual e que a incidência esteja a aumentar (Fredrick, 2002).

O daltonismo é também um problema visual. O sistema visual permite-nos apreciar o mundo visual que nos rodeia em forma, movimento e cor, com acuidade visual. Os objectos não têm cor como atributo físico. De facto, a cor é luz, que é transportada como comprimentos de onda específicos que o olho absorve e o cérebro converte em "mensagens" para que possamos "ver" as cores. Um objeto que parece azul absorve, na realidade, todos os outros comprimentos de onda de cor, exceto o azul. O comprimento de onda não absorvido é refletido de volta para o olho e o cérebro interpreta o objeto como azul (Krebs *et al.*, 2012).

A visão cromática começa na retina, onde diferentes tipos de cones são sensíveis a fotões de diferentes frequências, e é analisada através da comparação das activações celulares na retina e no córtex visual primário (Krebs *et al.,* 2012).

A cor de qualquer objeto para o qual estamos a olhar depende do comprimento de onda da luz reflectida pelo objeto. O nosso cérebro reconhece a cor de um objeto interpretando a combinação de sinais que lhe chegam dos três diferentes cones de cor ou pigmentos de cor (Silverthorn *et al.*, 2010).

Estes pigmentos de cor são denominados, respetivamente, pigmento sensível ao vermelho (cones do tipo L): detectam fotões de baixa frequência (555-565 nm), pigmento sensível ao verde (cones do tipo M): detectam fotões de média frequência (530-537 nm) e pigmento sensível ao azul (cones do tipo S): detectam fotões de alta frequência (415-430 nm). A mistura da informação destes três tipos diferentes de cones constitui a nossa visão cromática, que nos permite detetar os milhões de cores visíveis ao olho humano (Krebs *et al.*, 2012, Guyton e Hall, 2006).

O daltonismo, vulgarmente designado por cegueira das cores, manifesta-se na vida quotidiana pela confusão ou cegueira para uma ou mais cores primárias e a sua origem pode ser congénita ou adquirida (Linksz, 1964).

Existem dois tipos reconhecidos de daltonismo: o daltonismo vermelho-verde e o daltonismo azul. A maioria dos casos é hereditária (congénita), enquanto outros são adquiridos, causados principalmente por doenças oculares ou neurológicas, toxicidade de medicamentos ou exposição a determinados solventes. Diferentes estudos científicos mostram que cerca de 9% de todos os homens e 0,5% de todas as mulheres são daltónicos (Agamemnon*et al.*, 2003). Estes números são apoiados por diferentes estudos e são aproximadamente os mesmos em todo o mundo. A grande diferença entre homens e mulheres resulta do facto de a forma mais comum, o daltonismo vermelho-verde, ser uma caraterística recessiva ligada ao sexo (Emslie-Smith*et al.*, 1998). Na realidade, todos nós somos daltónicos em maior ou menor grau, porque a nossa perceção da cor é um pouco limitada e nunca 100% completa.

O emprego em certas profissões, como a de piloto, motorista e algumas outras, exige uma visão cromática normal e, por conseguinte, os daltónicos são susceptíveis de serem rejeitados nesses empregos profissionais (Rahman *et al.*, 1997).

Outros problemas visuais, a cegueira e a baixa visão, conduzem à perda da capacidade funcional e da autoestima. Têm implicações sociais, psicológicas e económicas consideráveis para o doente e para quem cuida dele.

A prevalência da deficiência visual é elevada nos países em desenvolvimento em comparação com os países desenvolvidos. No Canadá, a taxa de prevalência da cegueira e da visão subnormal foi estimada em cerca de 0,038% e 0,36%, respetivamente (Maberley *et al.*, 2006), enquanto o inquérito oftalmológico nacional realizado na Malásia revelou que a prevalência da deficiência visual era de 2,7%. A prevalência era mais elevada nas zonas rurais (2,9%) do que nas zonas urbanas (2,5%) (Zainal *et al.*, 2002).

De acordo com a Organização Mundial de Saúde (OMS, 2009), estima-se que a África Subsariana tenha 5-6 milhões de cegos e 16-18 milhões de pessoas com baixa visão. Cerca de 60% destas pessoas vivem em vinte países africanos, incluindo o Botsuana, a Eritreia, a Etiópia, a Gâmbia, o Gana, o Quénia, o Lesoto, a Libéria, o Malawi, as Maurícias, a Namíbia, a Nigéria, as Seicheles, a Serra Leoa, a África do Sul, a Suazilândia, o Uganda, a República Unida da Tanzânia, a Zâmbia e o Zimbabué.

Os problemas oftalmológicos na Etiópia contam-se entre os principais desafios de saúde pública do país e têm um enorme impacto económico e social para os indivíduos afectados e para a sociedade e a nação em geral. As principais causas de baixa visão e cegueira incluem a catarata, o erro refrativo e a opacidade tracomatosa da córnea. Todas as principais causas de baixa visão e cegueira são evitáveis ou tratáveis (Berhane *et al.*, 2006).

A prevalência da baixa visão e da cegueira na Etiópia é de 3,7% e 1,6%, respetivamente, com variações regionais consideráveis. A prevalência da cegueira infantil é de 0,1%, o que representa mais de 6% da carga total de cegueira em todo o país. A grande proporção de baixa visão (91,2%) e cegueira (87,4%) deve-se a causas evitáveis (preveníveis ou tratáveis) (Berhane *et al.*, 2006, Kello e Gilbert, 2003). Por conseguinte, o principal objetivo deste estudo foi determinar a prevalência da deficiência visual na fase inicial e sugerir possíveis formas de prevenir ou tratar os indivíduos com deficiência visual.

1.1. Descrição do problema

A deficiência visual e a carência de vitamina A são uma das principais causas de cegueira e mortalidade nos países em desenvolvimento, incluindo a Etiópia. De acordo com a OMS, 285 milhões de pessoas são deficientes visuais em todo o mundo e um indivíduo fica cego em cada minuto e uma criança em cada 5 minutos (OMS, 2013). Um Inquérito Nacional sobre Cegueira, Baixa Visão e Tracoma na Etiópia estima que a prevalência de cegueira e baixa visão é de 1,6% e 3,7%, respetivamente (Berhane *et al.*, 2007). Isto indica que se acredita que o fardo da doença ocular na Etiópia tem um enorme impacto económico e social nos indivíduos, na sociedade e na nação em geral. Os problemas visuais têm um efeito negativo na aprendizagem e na interação social, afectando assim o desenvolvimento natural das capacidades académicas e sociais. Estima-se que 75-90% de toda a aprendizagem na sala de aula chega aos alunos, total ou parcialmente, através da via visual (Naresh, 1995). Na sala de aula, os blocos ou outros instrumentos didácticos podem ser codificados por cores e ter tamanhos diferentes. Uma criança com problemas de visão cromática pode ter de se basear apenas nas diferenças de tamanho. Assim, nas crianças, a deficiência visual pode afetar o desempenho escolar e outras funções, como a capacidade de participar em desportos em segurança. O mau desempenho escolar pode afetar a autoconfiança da criança e a sua carreira profissional. Alguns grupos profissionais, como os condutores, também não permitirão a obtenção de carta de condução se a pessoa for daltónica. Por conseguinte, este estudo preencheria a lacuna de conhecimentos para detetar precocemente o defeito visual e sugerir possíveis métodos de prevenção e tratamento de problemas visuais em crianças.

Capítulo 2

2. REVISÃO DA LITERATURA

2.1. Definição

De acordo com a OMS, a cegueira é definida como uma visão melhor corrigida inferior a 3/60 no olho melhor ou um campo visual não superior a 10° de raio à volta da fixação central (Resnikoff *et al.*, 2004).

A baixa visão é definida como uma acuidade visual inferior a 6/18 mas igual ou superior a 3/60 ou uma perda de campo visual correspondente inferior a 20^0 no melhor olho. A deficiência visual (VI) inclui tanto a cegueira como a baixa visão e a deficiência visual grave (IVS) é definida como uma acuidade visual melhor corrigida pior do que 6/60 mas melhor ou igual a 3/60 no melhor olho (Resnikoff *et al.*, 2004).

Com base nas recomendações do grupo de estudo da OMS sobre a prevenção da cegueira, a deficiência visual foi dividida em seis estratos pela Classificação Estatística Internacional de Doenças e Problemas Relacionados com a Saúde, 10th revisão (CID-10, 1992) (Quadro 2.1).

Quadro 2.1. Categorias de cegueira e de baixa visão (deficiência visual) (OMS, 1992)

Category of Visual impairment		Visual acuity with best possible correction	
		Maximum less than	Minimum equal to or better than
Low vision	1	6/18	6/60
	2	6/60	3/60
Blindness	3	3/60	1/60
	4	1/60	Light perception (LP)
	5	No light perception (NLP)	
	9	Undetermined or unspecified	

1.2. Deficiência visual a nível mundial

O número de pessoas com deficiência visual em todo o mundo em 2002 era superior a 161 milhões, das quais cerca de 37 milhões eram cegas (Resnikoff *et al.*, 2004). O ónus da deficiência visual não se distribui uniformemente por todo o mundo: as regiões menos desenvolvidas suportam a maior parte. A deficiência visual está também distribuída de forma desigual pelos grupos etários, estando maioritariamente confinada aos adultos com 50 anos ou mais. Em todo o mundo, verifica-se também um desequilíbrio na distribuição em função do género: as mulheres têm um risco significativamente mais elevado de sofrer de deficiência visual do que os homens (Resnikoff *et al.*, 2004).

Um inquérito mais amplo realizado em 2008 em populações padronizadas na Ásia, África e América Latina, encontrou uma prevalência global de perda visual funcional (AVF) de 1,52 em 1000 crianças. As lesões da retina e a ambliopia foram as causas mais comuns, tendo a AVF sido significativamente associada à idade e ao baixo nível de escolaridade dos pais (Gilbert, 2008).

Um estudo realizado na Malásia sobre a prevalência da deficiência da acuidade visual e os seus factores associados entre estudantes do ensino secundário(77), 25,0% tinham deficiência da acuidade visual. As mulheres e as pessoas que têm estado a ver televisão a uma distância inferior a dois metros foram significativamente associadas à deficiência da acuidade visual (Aniza *et al.*, 2012).

As regiões mais pobres de África e da Ásia são onde vivem três quartos das crianças cegas do mundo (Gilbert e Foster, 2001). Dos 1,4 milhões de crianças cegas a nível mundial, cerca de 300.000 vivem em África. A prevalência da cegueira nas crianças de um país está relacionada com o estado nutricional, sanitário e socioeconómico desse país (Gilbert e Foster, 2001).

Tal como acontece na maioria dos países da África Subsariana, não existe um sistema adequado de prestação de serviços de cuidados oftalmológicos na Etiópia. Podem ser apontadas muitas razões para este facto. O país não dispõe de um número suficiente de profissionais da visão qualificados a todos os níveis da hierarquia e da prestação de serviços. O número de profissionais de saúde ocular é muito limitado e inadequado para a grande população da Etiópia.

A Etiópia tem uma das mais altas prevalências de cegueira do mundo (Berhane *et al.*, 2006). O inquérito nacional sobre a cegueira, realizado em 2006, revelou que a prevalência da cegueira no país era de 1,6%. Existem cerca de 1,2 milhões de pessoas cegas no país, o que significa que só a Etiópia contribui para 2,7% do total de cegueira a nível mundial. A prevalência da visão subnormal (visão inferior a 6/18 mas igual ou superior a 3/60 no olho melhor) também é elevada, sendo de 3,7% (Berhane *et al.*, 2006).

2.3. Causas da deficiência visual

A Organização Mundial de Saúde (OMS) estima que o tracoma é responsável por 3,6% da cegueira global; se 3,6% das deficiências visuais a nível global se devem ao tracoma, então estima-se que 5,8 milhões de pessoas são afectadas por este problema (Resnikoff et al., 2004).

Estudos efectuados nos Camarões (Ote et al., 2006), na Nigéria (Patrick et al., 2005) e no Mali (Kortlang et al., 1996) também referiram que as principais causas de cegueira e de visão subnormal eram as cataratas, que representavam 60% de toda a cegueira bilateral e 51,7% de toda a visão subnormal.

Outro estudo realizado na Etiópia (Berhane et al., 2006) afirma que as principais causas de cegueira são as seguintes: a catarata representa 49,9% da cegueira, seguida da opacidade da córnea (principalmente tracomatosa) 19,3%, do erro de refração 7,8%, do glaucoma 5,2% e da degenerescência macular 4,8%. As três causas mais comuns de baixa visão, como mostra a figura 2.1 abaixo, são a catarata, que representa 42,3%, o erro refrativo 33,4% e a opacidade da córnea 13,6%.

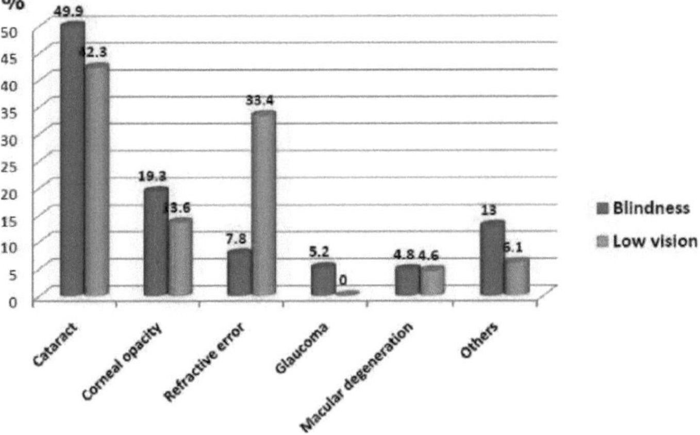

Fig. 2.1. Causas da deficiência visual na Etiópia (Berhane et al., 2006)

Para além dos factores acima referidos, um estudo realizado em Melbourne afirma que o principal fator que causa uma diminuição da acuidade visual é a atividade a curta distância, como a leitura e a utilização de um computador. Estima-se que 1,6 mil milhões de pessoas no mundo sofram de diminuição da acuidade visual e que a incidência esteja a aumentar (Fredrick, 2002).

Todas as principais causas de baixa visão e cegueira são evitáveis ou tratáveis (Berhane et al., 2006). O estudo de Butajira, na Etiópia, também indicou que a cegueira é evitável ou curável em 74% dos casos (Alemayehu et al., 1995).

2.4. O daltonismo

O daltonismo é a incapacidade de distinguir determinadas cores. Estudos moleculares demonstraram que os defeitos da visão cromática resultam da ausência, mau funcionamento ou alteração de um (dicromatismo), dois (monocromatismo) ou todos (acromatismo) os fotopigmentos. (Diezet *al.*, 2001).

2.4.1. Daltonismo hereditário Vs. daltonismo adquirido

Há duas formas de uma pessoa ser visualmente daltónica: pode herdar o daltonismo à nascença ou pode adquiri-lo mais tarde na vida. Os defeitos de visão cromática adquiridos são as formas menos comuns e não envolvem alterações hereditárias nos genes da opsina. Os defeitos adquiridos da visão cromática são causados por toxinas, inflamação ou descolamento da retina, degeneração macular, doenças do nervo ótico, envelhecimento e muitas outras causas (Cohen, 1968). Uma forma de daltonismo total, a discromatopsia, pode desenvolver-se devido a febre cerebral, trauma cortical ou enfarte cerebral. Existem outras formas de daltonismo adquirido relacionadas com coisas como: descolamento do fundo do olho, glaucoma, doenças do SNC, degeneração macular e atrofia ótica (Bowmaker, 1998).

O daltonismo hereditário é muito mais comum do que o adquirido e desenvolve-se a partir de uma alteração dos genes da opsina. As deficiências de cor resultantes ocorrem porque os genes da opsina estão perdidos, alterados ou debilitados. Estas perdas e alterações ocorrem normalmente no cromossoma X, mas também foi demonstrado que ocorrem em 19 cromossomas humanos diferentes. Isto leva-nos a descrever os diferentes defeitos da visão cromática e as suas causas (Sharpe, 2001).

2.4.1.1. Tricromacia anómala

A tricromacia anómala inclui as formas mais ligeiras de daltonismo vermelho-verde: a protanomalia e a deuteranomalia são as mais comuns. Nesta categoria de daltonismo, a sensibilidade espetral de um dos três pigmentos do cone está alterada. A sensibilidade espetral é deslocada num dos três cones, tipicamente nos cones L e M, de tal forma que o cone M pode desenvolver-se mais como o cone L e vice-versa (Neitz *et al.*, 2000). Afecta cerca de 5,5% dos homens e 0,39% das mulheres, sendo que cerca de 11% das mulheres com visão cromática normal são portadoras de genes para a anomaliastricromacia vermelho-verde (Squire, 2009)

A. Protanomalia

As pessoas que sofrem de protanomalia têm visão tricromática, mas não têm os fotopigmentos normais do cone L. Isto significa que a sua visão tricromática não se baseia nos fotopigmentos clássicos dos cones L, M e S, mas, devido à falta dos fotopigmentos do cone L, depende de 2 fotopigmentos do cone M e de 1 fotopigmento do cone S. Um cone M, que processa o pigmento verde, e o cone S, o pigmento azul, funcionam normalmente, mas a função do cone L perde-se e é substituída por outro cone M. Estes dois fotopigmentos de cone M diferem ligeiramente no seu pico espetral (Neitz *et al.*, 2000)

B. Deuteranomalia

A deuteranomalia é o tipo mais frequente de defeitos hereditários da visão cromática e foi demonstrado que afecta cerca de 5% dos homens nos Estados Unidos. Neste tipo de tricromacia anómala, o fotopigmento do cone M não é funcional e o cone S é unido por 2 subtipos espectrais de cones L. Os portadores deste defeito possuem uma sensibilidade reduzida à cor verde devido à passagem dos fotopigmentos do cone M para os do cone L. Em aproximadamente dois terços dos homens com deuteranomalia, os genes M estão presentes, mas perderam a sua função (Neitz *et al.*, 2000).

2.4.1.2. Dicromacia

A dicromacia é o tipo mais grave de daltonismo vermelho-verde e baseia-se em 2 pigmentos em vez de 3 e ocorre numa taxa de 1 em 100 em homens brancos, sendo muito mais rara nas mulheres. Normalmente, na dicromacia, a inativação ou perda de um dos genes da opsina que codifica uma classe de fotopigmentos do cone é a causa do defeito da visão cromática. O gene da opsina pode ser alterado negativamente por mutações pontuais, deleções de sequência ou cruzamento desigual durante a meiose (Neitz *et al.*, 2000)

A. Deuteranopia

As pessoas com deuteranopia carecem da função do fotopigmento do cone M e a maioria não possui qualquer gene da M-opsina. As pessoas que não têm os genes da M-opsina perderam-nos por deleções de sequência, mas as que têm os genes da M-opsina não funcionais sofreram uma mutação pontual. As pessoas com este defeito são incapazes de receber a cor verde (Neitz *et al.*, 2000).

B. Protanopia

A protanopia é semelhante à deuteranopia, exceto que as pessoas com este defeito não têm a função do fotopigmento do cone L. Na maioria dos casos de protanopia, a deleção de genes que poderiam codificar os pigmentos do cone L é a culpada pelo defeito da visão de cores. Quando esses genes são deletados, são criadas variantes nas quais as sequências do gene do cone L são substituídas por sequências do gene do cone M. Essas variantes são chamadas de genes quiméricos. (Neitz *et al.*, 2000)

C. Tritanopia,

A tritanopia é a forma de dicromacia resultante da perda completa da função do cone S, é muito mais rara e apresenta igual incidência em todos os sexos, uma vez que o gene do pigmento S está localizado num autossoma (cromossoma 7) (Squire, 2009).

Os defeitos da visão cromática vermelho-verde são a forma mais comum de deficiência da visão cromática. Entre os caucasianos, cerca de 8% dos homens e 0,5% das mulheres apresentam defeitos da visão cromática vermelho-verde e 15% das mulheres são portadoras heterozigóticas. Os defeitos da visão cromática vermelho-verde são significativamente menos frequentes nos homens de origem africana (3%-4%) ou asiática (3%), em grande parte devido à presença de mais indivíduos deuteranómalos entre os caucasianos (5%) (Motulsky *et al.*, 2001).

O estudo do daltonismo é normalmente realizado mais por interesse académico do que pela sua relevância clínica. No entanto, algumas profissões como a ciência forense, a condução, as forças armadas, a correspondência de cores em têxteis, tintas e cosméticos, trabalhos eléctricos e algumas outras exigem uma visão cromática perfeita e, por isso, as pessoas daltónicas são susceptíveis de serem rejeitadas nesses empregos profissionais (Rahman *et al.*, 1997).
As incidências do daltonismo variam de raça para raça e são, portanto, diferentes nas diferentes regiões geográficas do mundo habitadas por pessoas de diferentes etnias. A incidência máxima de daltonismo foi registada na população caucasiana, constituída principalmente por brancos europeus (Clements, 1961) e a incidência mínima em certas regiões de África (Applemans, 1953), situando-se as incidências nos vários países asiáticos entre estes dois extremos (Naresh, 1995).

Um estudo efectuado na Austrália mostrou uma prevalência de 7,4% nos homens e 0,7% nas mulheres (Mann I. e Turner C., 1956). Nos EUA, a incidência média de daltonismo vermelho-verde foi de cerca de 8,0% entre os homens e 0,4-0,7% entre as mulheres (Mueller*et al.*, 1995).

No entanto, a incidência do daltonismo vermelho-verde é significativamente mais elevada no Norte de África do que na África Subsariana, que apresenta uma incidência muito baixa, mas inferior à incidência europeia habitual de 7% a 9%. A incidência geral do daltonismo vermelho-verde na população subsariana foi de 2,63% (Sunderland e Rosa, 1976). Estudos em alguns dos países do Norte de África relataram uma prevalência de 6,56% nos argelinos, 5,6% nos tunisinos, 5,99% nos líbios e 10,5% nos marroquinos entre a população masculina estudada (Sunderland e Rosa, 1976).

O estudo do daltonismo na população etíope é escasso, havendo apenas dois estudos publicados. De acordo com estes estudos, a prevalência do daltonismo congénito entre os etíopes foi de 4,2% entre os homens e de 0,2% entre as mulheres (Adam, 1962, Zein, 1990). Todos os estudos referem invariavelmente uma incidência muito mais elevada entre os homens do que entre as mulheres, o que é de esperar, uma vez que o daltonismo é uma doença genética transmitida através do cromossoma X recessivo ligado ao sexo (Emslie-Smith *et al.*, 1988).

A cor é utilizada regularmente para codificar e transmitir informações, além de ter uma aplicação extensiva no sistema educativo. Atualmente, não existe tratamento para os defeitos congénitos da visão cromática. No entanto, estudos demonstraram que o diagnóstico destes defeitos no início da vida pode ajudar as crianças a adaptarem-se melhor às tarefas na escola e pode ajudar os adultos a compreenderem as suas limitações no trabalho. Um defeito de visão cromática (DVC) não diagnosticado pode prejudicar o desempenho escolar de um aluno afetado (Gnadt e Amos, 1992). Por conseguinte, é importante que as crianças em idade escolar, especialmente os rapazes, sejam testadas precocemente.

2.5. Significado do estudo

Este estudo ajuda a determinar precocemente o estado da acuidade visual e do daltonismo e os possíveis factores de deficiência visual. Porque cerca de 91,2% dos casos de baixa visão e 87,4% dos casos de cegueira se devem a causas evitáveis, preveníveis ou tratáveis. Por conseguinte, os resultados deste estudo ajudam a prevenir e a tratar a deficiência visual numa fase precoce. A maior parte das deficiências visuais ocorre em idade avançada (>50 anos), mas a deteção e correção precoces de problemas visuais em crianças têm benefícios educativos e comportamentais e melhoram certamente a qualidade de vida em geral. O rastreio das deficiências visuais das crianças e o incentivo à adoção de medidas correctivas podem também desempenhar um papel importante na prevenção da deficiência visual a longo prazo.

Capítulo 3

3. OBJECTIVOS DO ESTUDO

3.1. Objetivo geral

Determinar a prevalência da deficiência visual e descrever os possíveis factores de risco entre as crianças em idade escolar em duas escolas primárias de Adis Abeba.

3.2. Objectivos específicos

Avaliar o estado da acuidade visual em crianças em idade escolar.

Estimar a prevalência do daltonismo entre crianças em idade escolar.

Sugerir as possíveis causas da baixa visão e recomendar as medidas adequadas para prevenir a deficiência visual entre elas.

Capítulo 4

4. MATERIAIS E MÉTODOS

4.1. Área e período de estudo

O estudo foi realizado na Escola Primária Holy Trinity, nos arredores de AratKilo, e na Escola Primária Zeray Deres, nos arredores de Teklehaimanot, em AddisAbaba, de 10 de setembro a 30 de novembro de 2013.

4.2. Conceção do estudo

Foi utilizado um desenho de estudo transversal.

4.3. População

População de origem: Crianças em idade escolar em Adis Abeba

População do estudo: crianças em idade escolar na Escola Primária Holy Trinity e na Escola Primária Zeray Deres durante o período do estudo. Com base nos dados estatísticos do registo no ano letivo de 2013/2014, foi matriculado um total de cerca de 1071 alunos na Escola Primária Holy Trinity (521 do sexo feminino e 550 do sexo masculino) e cerca de 510 alunos na Escola Primária Zeray Deres (260 do sexo feminino e 250 do sexo masculino).

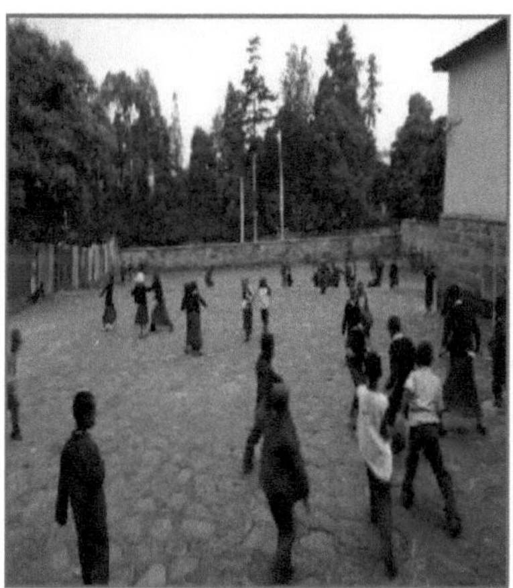

Fig. 4.1. Alunos no terreno após o teste VA.

Critérios de inclusão

Foram incluídos todos os alunos do ensino básico da Escola Primária da Santíssima Trindade e da Escola Primária Zeray Deres que tinham um consentimento escrito dos pais ou tutores adultos.

Critérios de exclusão

Foram excluídos os alunos que não colaboraram plenamente, que não obtiveram o consentimento escrito dos pais, que estavam de licença durante a recolha de dados, que tinham dificuldade em comunicar, que usavam habitualmente óculos e que não eram cidadãos etíopes durante o período do estudo.

4.4. Técnica de amostragem e dimensão da amostra.

Foi aplicada uma técnica de amostragem conveniente e não probabilística para selecionar duas escolas em Adis Abeba. Para obter uma amostra adequada das escolas seleccionadas, o investigador utilizou métodos de amostragem aleatória em todas as secções do 1º ao 8º ano durante o período de estudo.

A dimensão total da amostra foi estimada através de uma fórmula de proporção única e calculada do seguinte modo

A prevalência da baixa visão na Etiópia é de 3,7% (Berhane *et al,* 2006). (P= 0,037, q= 1-0,037 =0,963 a 95 CI, assumindo uma margem de erro de 2% =0,02).

$$n = \frac{Z^2 pq}{d^2}$$

n = Tamanho da amostra

p = Proporção de baixa visão =0,037

d = Margem de erro =0,02

q = 1-p = 0,963

Z = 1,96 com um intervalo de confiança (IC) de 95%

$$n = \frac{(1.96)^2 \times 0.037 \times 0.963}{(0.02)^2} = 343$$

Para evitar a taxa de não resposta, foram acrescentados 10%, de modo a que a amostra total fosse de 378. A dimensão total da amostra da população foi distribuída proporcionalmente pelas escolas seleccionadas.

Quadro 4.1: Cálculo da dimensão da amostra para cada escola.

Primary Schools	Total population	% of total	Expected prevalence of low vision (%)	Sample size
The Holy Trinity Cathedral	1071	67.74	3.7	256
Zeray Deres	510	32.26	3.7	122
Total	1581	100		378

Assim, a dimensão total da amostra da população calculada para cada escola foi novamente distribuída pelas suas turmas com base na dimensão da sua população; afetação da amostra utilizando a técnica da probabilidade proporcional à dimensão (PPT).

Tabela 4.2: Distribuição da população das turmas e determinação da dimensão da amostra para cada turma.

School	Grade	Total pop.	Pop. as percentage of total	Probability proportion to size (PPS)
The Holy Trinity Cathedral Primary School	1st	100	6.33	24
	2nd	100	6.33	24
	3rd	108	6.84	26
	4th	110	6.96	26
	5th	112	7.09	27
	6th	159	10.06	38
	7th	162	10.25	39
	8th	220	13.92	52
Total		**1071**	**67.74**	**256**
Zeraye Deres Primary School	1st	67	4.24	16
	2nd	70	4.43	17
	3rd	55	3.48	13
	4th	63	3.99	15
	5th	62	3.92	15
	6th	61	3.86	14
	7th	57	3.61	14
	8th	75	4.75	18
Total		**510**	**32.26**	**122**
Grand Total		**1581**	**100**	**378**

A dimensão estimada da amostra em cada turma foi selecionada aleatoriamente através do método de sorteio.

4.5. Instrumento e procedimento de recolha de dados

Foi adoptada a **tabela de Snellen para a acuidade visual, com** notação de 6 m, para medir a acuidade visual. Os indivíduos neste estudo foram considerados como tendo **deficiência** visual (visão anormal), se a sua acuidade visual fosse inferior a 6/9 em qualquer um dos olhos. Acuidade visual <6/9 a ≥6/18 (deficiência visual ligeira), <6/18 a ≥6/48 (deficiência visual moderada), <6/48 a ≥3/6O (deficiência visual grave), <3/60 a > 1/60 (deficiência visual profunda) e ≤1Z60 (cego) (baixa visão -ICD 9, 10).A acuidade visual foi medida em uma sala silenciosa devidamente iluminada, usando a tabela de **Snellen** a 6 m para discriminar letras diferentes. Cada olho será testado separadamente, repetindo-se o procedimento três vezes e, em seguida, tomando-se o melhor resultado. A pessoa que conseguir identificar as letras de tamanho 6 a 6 m (20 a 20 pés) terá uma visão de 6/6 (20/20). O numerador exprime a distância entre o observador e as letras, enquanto o denominador exprime a distância a que estas podem ser distinguidas por um olho normal.

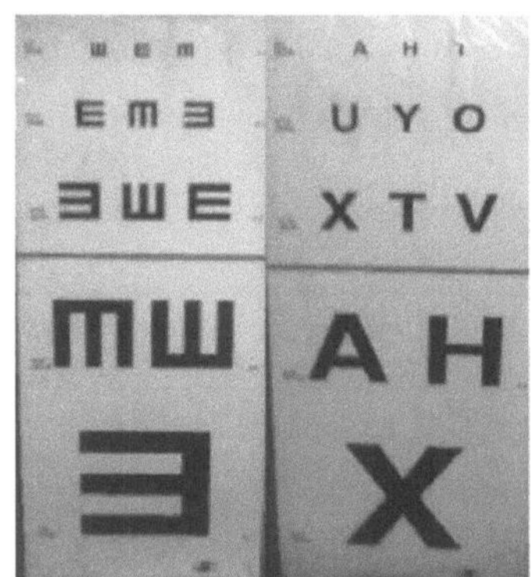

Fig.4.2: Tabela de Snellen

As crianças com acuidade visual ≤ 6/12 em qualquer um dos olhos foram entrevistadas e encaminhadas **para o** oftalmologista para um diagnóstico mais aprofundado sobre a causa da visão anormal, tendo sido também pedido aos pais que preenchessem questionários para conhecer a história familiar.

Teste de daltonismo

A visão cromática foi testada com a ajuda do teste de Ishihara, (Ishihara, **edição** de 1968: 38 placas). Os sujeitos eram capazes de ler os números à distância de leitura (30-34 cm). Assim, das 38 placas, foram utilizadas no presente estudo as placas com os números 1 a 25. As placas de número 1 a 21 foram utilizadas para determinar se existia algum defeito de visão a cores vermelho-verde num determinado indivíduo. Se 17 ou mais placas fossem lidas normalmente, a visão de cores era considerada normal. Se 13 ou menos de 13 placas **fossem lidas normalmente**, a visão cromática era considerada deficiente. Em seguida, as placas de número 22 a 25 foram utilizadas para determinar o tipo exato de defeitos da visão cromática (protan e deutan). Os números vistos nas placas 1-25 foram lidos sem mais de três segundos de atraso. O teste foi efectuado numa sala adequadamente iluminada pela luz **do** dia. Não houve introdução direta de luz solar nem utilização de luz eléctrica na placa durante o exame, porque isso alteraria o aspeto das tonalidades de cor na placa.

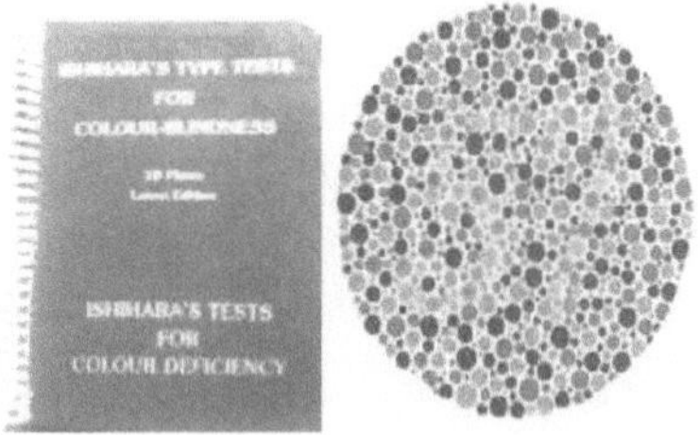

a)   Teste de Ishihara, edição de 1968 b) placa n.º 5

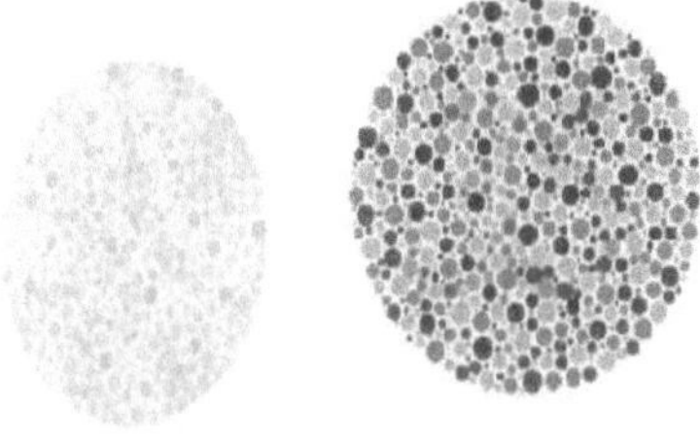

c) Placa n.º 19 *d*) Placa n.º 24

Questionários

Foram elaborados e preenchidos questionários estruturais por crianças com acuidade visual, VA ≤ 6/12, e pelos seus pais para conhecer as características sociodemográficas das crianças e das suas famílias. Todos os questionários foram traduzidos para a versão amárica.

4.6. Procedimento de introdução e análise de dados

Todos os dados obtidos foram introduzidos manualmente numa folha de Excel num computador e posteriormente transferidos para o SPSS versão 20 para análise posterior. Os dados recolhidos foram limpos e verificados manualmente. Foram utilizadas distribuições de frequência, tabulações cruzadas e um gráfico para descrever as variáveis do estudo e, para as variáveis numéricas, utilizámos o valor médio e o desvio padrão. O nível de significância foi fixado em P < 0,05.

Capítulo 5

5. APURAMENTO ÉTICO

O estudo foi realizado após a obtenção da aprovação ética do Comité de Revisão Ética e Investigação do Departamento (DRERC) de Fisiologia Médica, Faculdade de Ciências da Saúde, Escola de Medicina, Universidade de Adis Abeba e após a obtenção do consentimento informado dos sujeitos do estudo. O formulário de consentimento informado foi traduzido para a versão amárica para facilitar a compreensão pelos pais. Todos os participantes no estudo foram devidamente reconhecidos.

Capítulo 6

6. RESULTADOS

6.1. Acuidade visual

Participaram no estudo cerca de 378 alunos do 1º ao 8º ano de uma escola privada e de uma escola pública seleccionadas aleatoriamente. Entre estes, 255 (67,5%) eram da Escola Primária da Catedral da Santíssima Trindade (escola privada) e 123 (32,5%) eram da Escola Primária Zeray Deres (escola pública). A idade dos participantes variava entre os 5 e os 16 anos, com uma média de 11,05 ± 2,58 anos, e 162 (42,9%) pertenciam ao 1st -4th ano e 216 (57,1%) ao 5th -8th ano. A frequência do género feminino e masculino entre os participantes foi de 192 (50,8%) e 186 (49,2%), respetivamente (Tabela 6.1).

Tabela.6.1: Distribuição dos participantes por ano de escolaridade, escola e sexo.

Grade	Primary Schools	Sex		Total
		F	M	
	Holy Trinity Cathedral	48 (12.7%)	53 (14.0%)	101 (26.7%)
1st-4th	Zeray Deres	29 (7.7%)	32 (8.5%)	61 (16.2)
	Total	**77 (20.4%)**	**85 (22.5%)**	**162 (42.9%)**
	Holy Trinity Cathedra	86 (22.8%)	68 (18.0%)	154 (40.7%)
5th-8th	Zeray Deres	29 (7.7%)	33 (8.7%)	62 (16.4%)
	Total	**115 (30.4%)**	**101 (26.7%)**	**216 (57.1%)**
	Holy Trinity Cathedra	134 (35.4%)	121 (32.0%)	255 (67.5%)
Total	Zeray Deres	59 (15.7%)	64 (16.9%)	123 (32.5%)
	Grand Total	**192 (50.8%)**	**186 (49.2%)**	**378 (100%)**

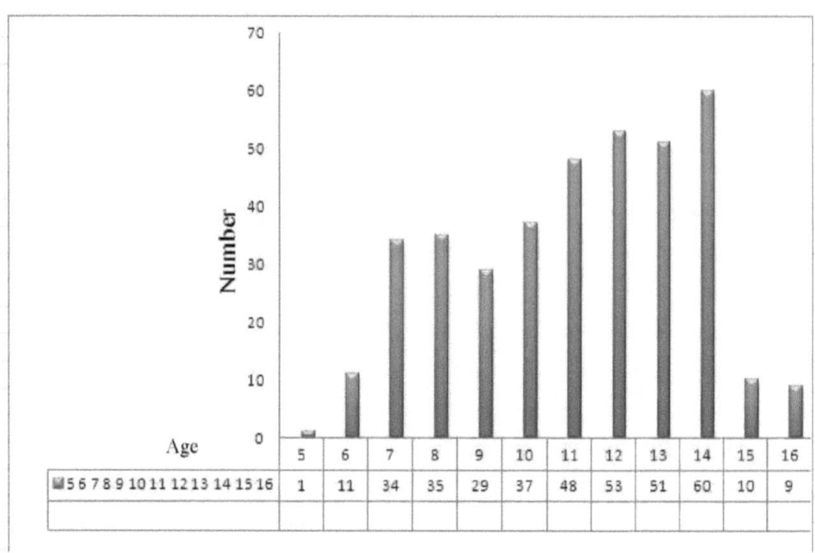

Fig.6.1: Distribuição dos participantes por idade.

Características sócio-demográficas das crianças com deficiência visual e dos seus pais.

Entre o total de participantes, 22 crianças têm acuidade visual $\leq 6/12$ e a sua taxa de visualização de televisão, a distância a que vêem televisão, a taxa de utilização de jogos de computador, o estado visual anterior e o daltonismo são descritos na tabela abaixo (Tabela 6.2).

A maioria 15 (68,2%) dos indivíduos com deficiência visual vê televisão 2-5 horas/dia; 6 (27,3%) vêem televisão < 2 horas/dia e 1 (4,5%) vê 6-8 horas/dia. Metade deles vê televisão a uma distância <1 m; 9 (40,9%) a uma distância de 1-2 m e 2 (9,1%) a uma distância de 3,4 m.

Relativamente à frequência com que jogam jogos de televisão ou computador, a maioria 18 (81,8%) não joga nenhum jogo; 1 (4,5%) joga 2 a 5 dias/quinzena e 3 (13,6%) joga < 2 dias/quinzena.

Tabela 6.2: Frequência de diferentes actividades por indivíduos que têm VA≤ 6/12

Rate of TV watch	N	% (n=22)
<2 hrs/day	6	27.3%
2-5 hrs/day	15	68.2%
7-10 hrs/day	1	4.5%
Distance at which they watch TV		
<1 m	11	50.0%
1-2 m	9	40.9%
3-4 m	2	9.1%
Rate of playing TV/computer game		
<2 days/weak	3	13.6%
2-5 days/weak	1	4.5%
No, they did not play computer game	18	81.8%
Previous visual status		
No, (I have not gotten any disease)	11	50.0%
Yes, (I have gotten eye disease)	11	50.0%
Color vision deficiency		
Protan	2	9.1%
Deutan	5	22.7%
Normal	15	68.2%

VA= acuidade visual, TV= televisão

Tabela 6.3: Características sócio-demográficas dos pais dos alunos que têm VA ≤ 6/12.

Age	N (%)
25-40	15 (68.2%)
41-55	4 (18.2%)
56-70	3 (13.6%)
Educational background	
Illiterate	1 (4.5%)
Elementary school	5 (22.7%)
Secondary school	12 (54.5%)
College diploma	3 (13.6%)
University degree	1 (4.5%)
Income/month	
150-800	5 (22.7%)
801-1500	6 (27.3%)
1501-2500	8 (36.4%)
2501-3500	3 (13.6%)
Visual status	
Blind	1 (4.5%)
Color blind	1 (4.5%)
Long sighted	1 (4.5%)
Short sighted	7 (31.8%)
Tearing	1 (4.5%)
No eye problem	11 (50.0%)
Eye care to their child	
Washing with soap.	11 (50%)
No care to the eye of their child.	11 (50%)

Do total de participantes, 22 (5,8%) tinham acuidade visual anormal, (VA≤ 6/12 em ambos os olhos) e 356 (94,2%) eram normais (VA >6/12 no pior olho) (Tabela 6.4).

14 (63,6%) dos alunos com deficiência visual eram da Escola Primária da Catedral da Santíssima Trindade e 8 (36,7%) eram da Escola Primária Zeray Deres. A frequência do género feminino e masculino era de 12 (54,5%) e 10 (45,5%), respetivamente (Tabela 6.4). No entanto, a diferença entre o género feminino e masculino não é estatisticamente significativa (P = 0,38) (Tabela 6.5). Entre os alunos com deficiência visual, 6 (27,3%) tinham 5-8 anos, 9 (40,9%) tinham 9-12 anos e 7 (31,8%) tinham 13-16 anos (Tabela 6.4)

Tabela 6.4: A frequência de deficiência visual (VA ≤6/12) por sexo e escolas.

Primary Schools		Holy Trinity Cathedral (n=22)	Zeray Deres (n=22)	Total (n=22)	% (n=378)
	F	8 (36.4%)	4 (18.2%)	12 (54.5%)	3.2
Sex	M	6 (27.3%)	4 (18.2%)	10 (45.5%)	2.6
	Total	14 (63.7%)	8(36.4%)	22 (100.0%)	**5.8**
	5-8	5(22.7%)	1(4.5%)	6 (27.3%)	1.6
	9-12	6 (27.3%)	3 (13.6%)	9 (40.9%)	2.4
Age	13-16	3 (13.6%)	4 (18.2%)	7 (31.8%)	1.9
	Total	14 (63.7%)	8 (36.4%)	22(100%)	**5.8**

Tabela 6.5:Análise de regressão logística bivariada dos factores associados ao I VA.

Variables	Visual acuity		Total		OR (95% CI)	P- value
	VA > 6/12	VA ≤6/12				
	n %	n%	n	%		
Sex						0.38
Female	180 47.6	12 3.2	192	50.8	1	
Male	176 46.6	10 2.6	186	49.2	0.65 (0.25-0.67)	
Age						0.26
5-8	7519.8	61.6	81	21,4	1	0.10
9-12	15841.8	9 2.4	167	44.2	4.57(0.74-28.34)	0.19
13-16	12332.5	71.9	130	34.4	2.73(0.58-12.964)	
School						0.74
HTCPS	241 63.8	143.7	255	67.5	1	
ZDPS	115 30.4	8 2.1	123	32.5	0.84 (0.30-2.34)	
Grade						0.01*
1-4	147 38.9	154.0	162	42.9	1	
5-8	20955.3	71.9	216	57.1	0.12(0.03-0.58)	
Color vision						0.00*
Normal	34791.8	154.0	362	95.8	1	
Defective	92.4	71.9	16	4.2	19.65(6.01-64.33)	

Nota: * estatisticamente significativo a 95% CI, P < 0,05; 1 = referência.

HTCPS=Holy Trinity Cathedral Primary School (Escola Primária da Catedral da Santíssima Trindade)

ZDPS = Escola Primária Zeray Deres

VA= acuidade visual

VAI = diminuição da acuidade visual

Tabela 6.6: Frequência da acuidade visual com o pior olho

VA of the worse eye		ICD-9,10-CM categories	WHO		Age group (in year)			Total	% out of total(n=378)	% (n=378)
					5-8	9-12	13-16			
VAI	6/60	Sever VI	Low vision		-	1	-	1	0.3%	1.1%
	6/36	Moderate VI			1	2	-	3	0.8%	
	6/18	Mild VI	Normal vision		1	2	2	5	1.3%	98.9%
	6/12	Mild V I			4	4	5	13	3.4%	
	Total				6	9	7	22	5.8%	
Normal	6/6	Normal			75	158	123	356	94.2%	
Grand Total					81	167	130	378	100.0%	100.0%

VI=deficiência visual, VA=acuidade visual

Tabela 6.7: Distribuição do VAI por sexo num e em ambos os olhos

VA	Sex			Total
	Male		Female	(n=378)
≤6/12 - ≥ 6/18				
Bilateral	8(2.1%)	0	10(2.6%)	**18 (4.7%)**
Unilateral	(0%)		0 (0%)	**0 (0%)**
< 6/18 - ≥ 6/60				
Bilateral	1(0.3%)		1(0.3%)	**2 (0.5%)**
Unilateral	1(0.3%)		1(0.3%)	**2 (0.5%)**
Total	**10 (2.6%)**		**12 (3.2%)**	**22 (5.8%)**

VA= acuidade visual

A diminuição da acuidade visual foi causada por diferentes factores. O erro refrativo foi a principal causa de perturbação da acuidade visual neste estudo, representando 17/22 (77,3%) das causas. A catarata, a alergia, a amtiopia e a estrabismo representam cada uma 1/22 (4,5%) das causas. A causa da visão anormal de um aluno não foi explicada porque ele estava ausente na altura do diagnóstico (Fig. 6.2)

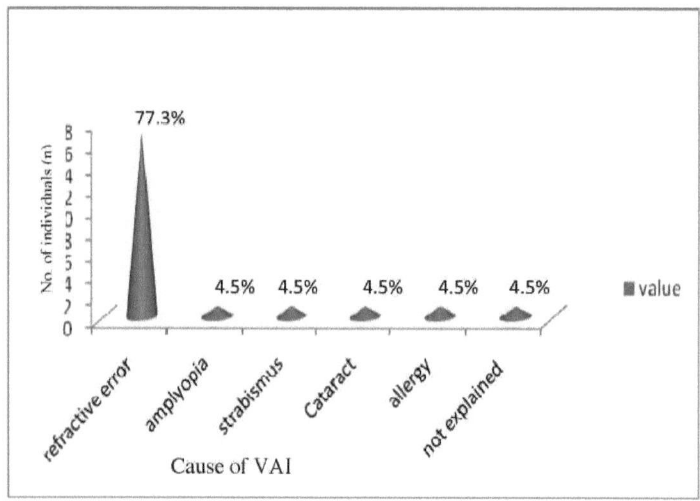

Fig. 6.2: Causa da baixa visão

Após o diagnóstico da causa do AVI pelo oftalmologista, mais de três quartos das causas eram erros de refração (ER). As pessoas com erro refrativo foram aconselhadas a usar óculos para correção e outras foram motivadas a serem visitadas por médicos de qualquer hospital mais próximo da sua residência para tratamento posterior. No entanto, a maior parte deles, principalmente as mulheres, responderam que não eram voluntárias para usar óculos. As principais razões apontadas para a não compra ou não utilização de óculos foram: desconforto, restrições financeiras, antecipação de gozo por parte de outros estudantes, incapacidade de reconhecer os seus problemas visuais e crenças sobre o efeito nocivo dos óculos na visão. O receio de arranjar um parceiro sexual foi também uma das principais razões referidas pelas mulheres adultas para a sua relutância em usar óculos.

6.2. Visão cromática

A visão de cores foi testada com a ajuda do teste de Ishihara. Os sujeitos foram capazes de ler os numerais à distância de leitura. Assim, das 38 placas, foram utilizadas no presente estudo as placas com os números 1 a 25. As placas 1 a 21 **foram utilizadas** para determinar se existia algum defeito de visão cromática vermelho-verde num determinado indivíduo e **as** placas 22 a 25 foram utilizadas para determinar o tipo de defeito de visão cromática (protan e deutan).

Do total de participantes, 362 (95,8%) tinham uma visão cromática normal e 16 (4,2%) tinham um defeito de visão cromática. Dos 16 casos de **daltonismo**, 4 (1,1%) eram protan, 11 (2,9%) eram deutan, 1 (0,3%) tinha daltonismo (Fig. 6.3). A prevalência do daltonismo vermelho-verde, excluindo os indivíduos com daltonismo, foi de 4,0%.

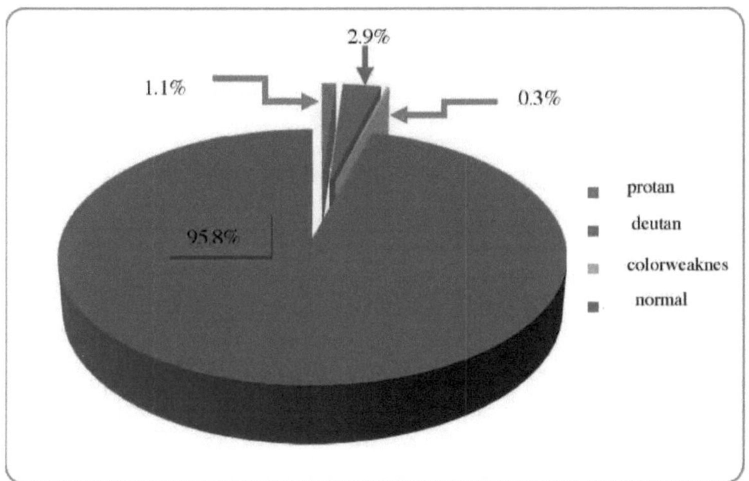

Fig.6.3. Gráfico de pizza que mostra a distribuição do daltonismo

Do total de alunos com daltonismo, 5 (31,3%) (1 protan e 4 deutan) eram do sexo feminino e 11 (68,8%) (3 protan, 7 deutan e 1 daltonismo) eram do sexo masculino (Fig. 6.4). A frequência do daltonismo com a idade foi de 4 (25%) entre os 5-8 anos, 5 (31,3%) entre os 9-12 anos e 7 (43,8%) entre os 13-16 anos e 10 (62,5%) do total de alunos daltónicos eram da Escola Primária da Santíssima Trindade e 6 (37,5%) eram da Escola Primária Zeray Deres.

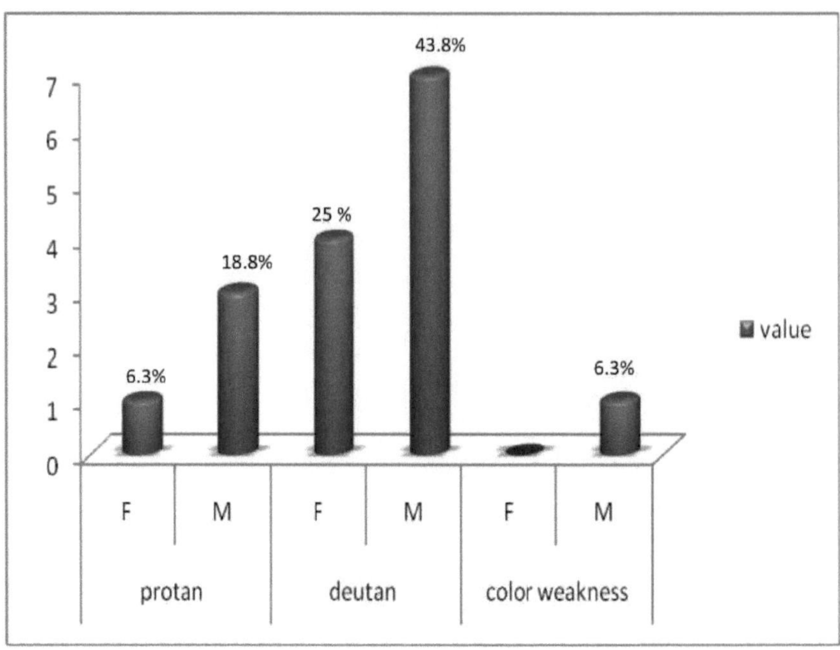

Nota: n=16, F= feminino, M= masculino

Fig.6.4: Distribuição do defeito do daltonismo por sexo

Tabela 6.8: Características sócio-demográficas dos daltónicos e dos seus pais.

School of the participants	N	%
HTCPS	10	62.5
ZDPS	6	37.5
Grade level of the participants		
1st-4th	8	50.0
5th-8th	8	50.0
Sex of the participants		
Female	6	37.5
Male	10	62.5
Age of the participants		
5-8	4	25
9-12	5	31.3
13-16	7	43.8
Educational background of parents		
Elementary	3	18.8
Secondary	11	68.8
College Diploma	2	12.5
University Degree	0	0.0
Visual problem of parents		
Color Blind	1	6.2
Short Sighted	2	12.5
Eye tearing	1	6.2
No visual problem	12	75.0
Eye care of parents to their child		
Wash with soup	10	62.5
No care to their child	6	37.5

HTCPS = Escola Primária da Catedral da Santíssima Trindade ZDPS = Escola Primária Zeray Ders.

Tabela 6.9: Análise de regressão logística bivariada dos factores associados a DCV.

Variables	Color vision				Total		OR (95% CI)	P- value
	Normal		Defective		n	%		
	n	%	n	%				
Sex								0.15
Female	186	49.2		51.3	191	50.5	1	
Male	176	46.6	11	2.9	187	49.5	0.43(0.14-1.36)	
Age								0.48
5-8	77	20.4		41.1	81	21,4	1	0.75
9-12	162	42.9		51.3	167	44.2	0.70(0.08-5.98)	0.28
13-16	123	32.5	7	1.9	130	34.4	0.41(0.08-2.04)	
School								0.89
HTCPS	245	64.8		102.6	255	67.5	1	
ZDPS	117	31.0		61.6	123	32.5	0.92(0.29-2.91)	
Grade								0.94
1-4	154	40.7		82.1	162	42.9	1	
5-8	208	55.0		82.1	216	57.1	1.066(0.18-6.35)	
Visual acuity								0.00*
VA> 6/12	347	91.8	15	4.0	362	95.8	1	
VA ≤ 6/12	9	2.4	7	1.9	16	4.2	20.14(5.95-68.13)	

Nota: * estatisticamente significativo a 95% CI, P < 0,05; 1 = referência, VA= Acuidade Visual, HTCPS= Holy Trinity Cathedral Primary School, ZDPS= Zeray deres Praymar School.

7. DISCUSSÃO

A ficha informativa da OMS (OMS, 2013) sobre a deficiência visual e a cegueira refere que, a nível mundial, 285 milhões de pessoas são deficientes visuais e cerca de 90% dos deficientes visuais do mundo vivem em países em desenvolvimento. Mais de 80% de todas as deficiências visuais poderiam ter sido evitadas ou curadas. No entanto, se não for detectada precocemente, pode causar cegueira irreversível. Quando a perda de visão ocorre numa idade jovem, o impacto negativo faz-se sentir durante os muitos anos de vida que restam.

Este estudo centra-se na prevalência da deficiência da acuidade visual e do daltonismo nas crianças em idade escolar, a fim de corrigir e ajustar os métodos de ensino e as escolhas profissionais.

Acuidade visual

O estudo concluiu que a prevalência da deficiência da acuidade visual; VA $\leq$ 6/12 em qualquer um dos olhos foi de 22 (5,8%), VA < 6/18 em qualquer um dos olhos foi de 4 (1,1%) e VA < 6/18 no melhor olho foi de 2 (0,53%), o que é muito inferior ao estudo efectuado a nível nacional na Etiópia por Berhane, que foi de 3,7% (Berhaneet *al.*, 2006, 2007). A baixa prevalência da deficiência da acuidade visual pode dever-se à diferença na área de estudo; o nosso estudo foi realizado em Adis Abeba, onde a acessibilidade dos serviços de saúde e a qualidade de vida são melhores do que em qualquer outra parte da Etiópia. Também houve uma diferença na idade dos participantes entre o nosso estudo e o estudo efectuado por Berhane; à medida que a idade aumenta, a prevalência da deficiência da acuidade visual aumenta (Gohet *al.*, 2005, Livingston, 1997).

Estudos efectuados na Malásia e na Indonésia (Gohet *al.*, 2005, Sawet *al.*, 2003) mostraram que a redução da acuidade visual tinha uma relação linear com o aumento da idade. No entanto, no nosso estudo, como se pode ver na Tabela 6.4, 9 (2,4%) das crianças com idades compreendidas entre os 9 e os 12 anos tinham AV $\leq$ 6/12 em qualquer dos olhos, o que é superior ao das crianças com idades compreendidas entre os 5 e os 8 anos e entre os 13 e os 16 anos, que representam 6 (1,6%) e 7 (1,9%), respetivamente; não houve uma associação estatisticamente significativa entre a idade e a diminuição da acuidade visual (OR=4,57,2,73, p >0,05). Isto pode dever-se ao facto de, neste estudo, o tamanho da amostra ser constituído por uma pequena diferença de idades, entre os 5 e os 16 anos, com uma média de idades de 11,05 ± 2,58, pelo que a associação entre a idade e a redução da acuidade visual pode não ser observada. O resultado está em consonância com outro estudo realizado na Malásia, no qual o fator idade não foi associado à redução da acuidade visual (Anizaet *al.*, 2012).

A prevalência de VA ≤ 6/12 foi ligeiramente superior nas mulheres em comparação com os homens (12 (3,2%) nas mulheres e 10 (2,6%) nos homens), o que é corroborado pelo estudo efectuado na Índia (Hetalet *al.*, 2011). Isto pode dever-se ao facto de as mulheres sofrerem normalmente de vulnerabilidade social e económica em muitas sociedades, o que contribui para as desigualdades na saúde e no acesso aos cuidados de saúde. No entanto, a diferença não foi estatisticamente significativa (OR = 0,65, P = 0,38).

A partir da Tabela 6.2, metade dos participantes que têm VA ≤ 6/12 responderam que a distância de visualização da TV era < 1m.

O estudo efectuado na Malásia (Aniza *et al.*, 2012) sugere que existe uma associação significativa entre a distância a que se vê televisão e a prevalência de problemas de acuidade visual. Aniza referiu que existia uma diferença significativa entre o comprometimento da acuidade visual entre os inquiridos que tinham uma distância de visualização da televisão inferior a 2 metros e os inquiridos que tinham uma distância de visualização da televisão superior a 2 metros. Este facto é igualmente corroborado por outro estudo realizado pelo Ministério da Saúde da Malásia em 2002 (Zainalet *al.*, 2002). Também se verificou que existia uma correlação fraca entre a duração do visionamento de televisão e a redução da acuidade visual. O coeficiente de correlação positivo indicava que quanto maior fosse a duração do tempo de visionamento da televisão, a acuidade visual seria ainda mais afetada (a duração média era de 5 horas/dia). No nosso estudo da Tabela 6.2, 15 (68,2%) dos participantes que têm VA ≤6Z12 em qualquer um dos olhos relataram que a duração do visionamento de televisão foi de 2-6 horas/dia, 6 (27,3%) <2 horas/dia e 1 (4,5%) 7-8 horas/dia.

Um estudo efectuado na África do Sul (Thomaset *al.*, 2008) demonstrou que uma ingestão deficiente de proteínas, fruta e legumes conduzia a uma baixa acuidade visual do indivíduo. No nosso estudo (Tabela 6.3), o rendimento da maioria dos pais de crianças com deficiência visual, 8 (36,4%), era de 1501-2500 birr/mês e apenas 3 (13,6%) tinham mais de 2500 birr/mês. Isto mostra que os rendimentos da maioria dos pais são baixos e que os seus filhos podem não ter uma alimentação equilibrada, o que pode contribuir para uma fraca acuidade visual.

Relativamente às habilitações literárias dos pais, apenas 4 (18,1%) possuíam um diploma universitário e um diploma universitário. Mais de 81% dos pais não tinham diploma universitário; tinham certificado do ensino secundário e do ensino primário e 4,5% eram analfabetos (Quadro 6.3). Estudos efectuados na Índia, na China e no Nepal referem que os problemas visuais são cerca de três vezes mais frequentes nas pessoas sem escolaridade do que nas que têm escolaridade (Murthy *et al.*, 2001, Zhao *et al.*, 1998, Pokharel *et al.*, 1998).

No nosso estudo, metade dos pais de crianças com deficiência visual tinham problemas visuais, como visão reduzida, visão reduzida, lacrimejamento, daltonismo e cegueira e outros não tinham problemas visuais. Um estudo efectuado por Mutti afirmou que o risco de herdar uma acuidade visual deficiente aumentava se os pais tivessem problemas semelhantes (Mutti, 2001). Em contraste com isto, o estudo feito por Aniza (Aniza *et al.*, 2012) mostrou que não havia associação entre histórias familiares e acuidade visual prejudicada entre os inquiridos.

A prevalência de VA ≥ 6/12 na Escola Primária Holy Trinity (escola privada) e na Escola Primária Zeray Deres (escola governamental) foi de 3,7% e 2,1%, respetivamente (Tabela 6.5).O investigador assumiu que os pais das crianças que aprendem na escola privada terão melhores rendimentos e, consequentemente, melhor acuidade visual dos seus filhos (Thomas *et al.*, 2008).No entanto, não houve diferença estatisticamente significativa entre as duas escolas (OR=0,84, P= 0,74). Isto pode dever-se à reduzida dimensão da amostra; apenas uma escola privada e uma escola pública foram incluídas no estudo. Outra razão possível pode dever-se ao facto de os rendimentos dos pais nas duas escolas não terem essa diferença (Tabela 6.3).

Neste estudo, 31,8% dos indivíduos que tinham VA ≤ 6/12 tinham defeito de visão de cores e, a partir da Tabela 6.5, o estudo mostrou que havia uma forte associação entre o comprometimento da acuidade visual e o daltonismo. (OR=19,65, P< 0,01). Isto implica que quem tem uma visão cromática deficiente corre um risco maior de sofrer de deficiência visual do que os indivíduos que têm uma visão cromática normal. Da mesma forma, ser deficiente visual é mais arriscado para o daltonismo do que os indivíduos que têm acuidade visual normal (OR = 20,14, P< 0,01) (Tabela 6.9). Este é o facto de as pessoas com daltonismo total terem normalmente acuidade visual reduzida ao mesmo tempo, porque as células cone em falta, mortas ou danificadas resultam na perda tanto da acuidade como da perceção das cores (NIRE, 2002).Outro estudo realizado por Delpero sugeriu que o daltonismo adquirido pode escapar à deteção, mas se for grave, também está associado à perda de acuidade visual e/ou campo visual (Delpero *et al.*, 2005).

Um estudo realizado na Índia (Dandona *et al.*, 2001), Malásia (Zainal *et al.*, 2002), China (Li *et al.*, 1999) e um estudo realizado em crianças africanas (Raghunandan *et al.*, 2003) sugeriram que o erro refrativo não corrigido era a principal causa de deficiência visual em crianças em idade escolar. Do total de indivíduos com AV ≤ 6/12, 17 (77,3%) eram devido a erro refrativo. É consistente com outro estudo realizado na Índia, que afirma que o erro refrativo representa 77% da causa total das deficiências visuais (Amruta *et al.*, 2009). Também mostrou que o erro refrativo causou 5,2% das deficiências visuais, amtiopia (0,8%), catarata (0,07%) e estrabismo (0,01%). Isto é ligeiramente comparável com os resultados encontrados no nosso estudo; o erro refrativo (4,5%), a amtiopia, a catarata, o estrabismo e a alergia constituem, cada um, 0,3% da causa da deficiência visual. Outro estudo efectuado por Anmol concluiu que a prevalência de erro refrativo era de 4,2% (Anmol *et al.*, 2012)

Visão cromática

O rastreio das deficiências da visão cromática foi feito utilizando o teste de Ishihara 38, que é geralmente considerado o mais eficaz para o rastreio de defeitos congénitos do vermelho e do verde.

A prevalência de daltonismo foi de 16 (4,2%); 1,3% do sexo feminino e 2,9% do sexo masculino. Dos 16 casos de daltonismo, 11 (2,9%) eram deutan, 4 (1,1%) eram protan e 1 (0,3%) tinha fraqueza de cor (Fig. 6.3). Este resultado é consistente com o estudo efectuado na Etiópia central em 2009 (Mulusewetal, 2009) que afirma que a prevalência de daltonismo foi de 44 (4,2%). Destes, 30 casos (2,89%) envolviam deutan, 6 casos (0,58%) protan, 6 casos (0,58%) não classificados e 2 casos (0,19%) de daltonismo total. Outro estudo sobre condutores de automóveis licenciados em Addis Ababa indicou uma taxa de prevalência de 4,5%, que é quase a mesma que a prevalência de daltonismo descrita no nosso estudo (Abebe e Wondmikun, 2002).

Um outro estudo conduzido por Zein (Zein, 1990) em 954 rapazes e 1064 raparigas que frequentavam duas escolas no Noroeste da Etiópia em 1988, utilizando a edição de Ishihara de 24 placas, registou um total de 40 daltónicos (4,2%) entre os homens e 2 (0,2%) entre as mulheres (prevalência média de 2,08%), 33 (1,6%) deutanistas e 9 (0,45%) protanistas, o que é quase metade do valor do nosso estudo. Esta baixa prevalência pode ser devida à versão antiga da placa de Ishihara (edição da placa de Ishihara 24).

No entanto, a prevalência de daltonismo encontrada no nosso estudo (4,2%) foi inferior à de outros estudos realizados em África, incluindo argelinos (6,56%), tunisinos (5,6%), líbios (5,99%) e marroquinos (10,5%) (Sunderland e Rosa, 1976) e o estudo realizado em médicos dentistas nigerianos (6,3%) (Corneliuset al., 2007). A possível razão pode dever-se à diferença de raça.

O estudo feito em populações imigrantes em Punjab em 2012 (Khushdeepet al., 2012) encontrou uma prevalência de 2,48% de daltonismo no sexo masculino e 0,00% no sexo feminino (0,78% protan, 1,28% deutan, 0,05% tritan e 0,25% não classificado), que é muito menor do que o resultado encontrado em nosso estudo. Isto pode dever-se ao facto de a população do estudo ser proveniente de diferentes grupos étnicos (imigrantes de diferentes áreas). As incidências do daltonismo variam de raça para raça e são, por isso, diferentes nas diversas regiões geográficas do mundo habitadas por pessoas de diferentes etnias (Naresh, 1995).

O tipo mais comum de defeito de visão de cores foi o deutan do que o protan. O rácio de deutan com protan neste estudo foi de 2,8:1,0, o que é ligeiramente inferior ao estudo efectuado por Zein (3,7:1,0) (Zein, 1990).

Uma vez que o tipo mais comum de daltonismo é o daltonismo vermelho-verde, que é congénito e um traço recessivo ligado ao sexo, é mais comum nos homens do que nas mulheres. Todos os estudos relatam invariavelmente uma incidência muito mais elevada entre os homens do que entre as mulheres, o que é de esperar, uma vez que o daltonismo é uma doença genética transmitida através do cromossoma X recessivo ligado ao sexo (Emslie-Smithet *al.*, 1988), 1988).No nosso estudo, a incidência de daltonismo também foi comparativamente mais elevada nos homens (2,9%) do que nas mulheres (1,3%) (Fig.6.4).

Este estudo constatou que um indivíduo (0,3%) apresentava daltonismo/cegueira total, que é causado pela ausência total de 2 ou 3 dos cones pigmentados da retina (L, M e S). Em 2009, Mulusew encontrou 0,2% de indivíduos totalmente daltónicos pela primeira vez na Etiópia (Mulusew e Yilikal, 2009).

A prevalência de defeitos de visão cromática foi relatada como aumentando com a idade (Davieset *al.*, 1998). Embora a faixa etária seja estreita neste estudo, houve um aumento correspondente na prevalência do defeito de visão de cores com o aumento da idade (25%, 31,3% e 43,8% na faixa etária de 5-8,9-12 e 13-16; respetivamente). No entanto, a diferença não foi estatisticamente significativa porque a variável idade da população apresentou uma pequena variação, com uma média de idades de 11,05 ±2,58 e todas elas eram crianças (OR = 0,70, 0,41, P > 0,05) (Tabela 6.9).

A deteção precoce do defeito de visão cromática de um indivíduo é muito importante na vida para tomar decisões sobre a sua futura carreira. Também é importante para os pais e professores fazerem os ajustes necessários durante o ensino para uma aprendizagem eficaz. No entanto, a maioria dos daltónicos não tem conhecimento do seu estado de daltonismo, o que afecta negativamente a sua carreira futura. De acordo com o nosso estudo, quase todos os participantes, exceto um, não estavam conscientes do seu estado de daltonismo. Entre cerca de 7% da população masculina com daltonismo, cerca de 40% dessa população parece não ter conhecimento do defeito antes de deixar a escola secundária (Weir, 1998).

Limitações do estudo

- O teste da placa de Ishihara é utilizado apenas para o teste da cor vermelho-verde. Assim, é difícil estimar outros defeitos de cor como a tritanopia
- Os pais foram involuntariamente convidados a fornecer informações adequadas para conhecer as suas características sociodemográficas.
- Algumas escolas privadas não foram voluntárias para serem objeto de estudo neste estudo e,
- As limitações de tempo e financeiras foram algumas das limitações do estudo.

Capítulo 8

8. CONCLUSÃO E RECOMENDAÇÕES

8.1. Conclusão

> A prevalência de VA ≤ 6/12 em qualquer um dos olhos foi de 22 (5,8%), VA < 6/18 em qualquer um dos olhos foi de 4 (1,1%) e VA < 6/18 no melhor olho foi de 2 (0,53%).

> Embora a prevalência da deficiência visual nas crianças seja muito baixa, deve ser-lhes dada prioridade porque a saúde das crianças teria um custo elevado para o desenvolvimento económico, social e educativo da comunidade.

> A prevalência do daltonismo foi de 16 (4,2%). 11 (2,9%) eram deutan, 4 (1,1%) eram protan e 1 (0,3%) tinha daltonismo.

> A maioria das crianças com deficiência visual demonstrou pouca adesão ao uso de óculos. Isto exige outra investigação para explorar diferentes estratégias entre os estudantes para sensibilizar para a saúde ocular e para obter uma mudança de comportamento relativamente ao uso de óculos.

> Estes resultados são essenciais para os planeadores de programas de saúde visual, uma vez que os estudos revelam que existem outras barreiras para além das restrições económicas que impedem a adoção de comportamentos desejados e a utilização de serviços oftalmológicos acessíveis

8.2. Recomendações

> Recomenda-se o rastreio da visão das crianças no momento da admissão à escola e a realização de exames oftalmológicos periódicos para corrigir precocemente as deficiências visuais das crianças em idade escolar. Isto ajudará a ajustar as estratégias de aprendizagem e a descobrir a futura carreira das crianças.

> As crianças e os pais devem ser educados e sensibilizados para os problemas visuais, para que possam ser corrigidos precocemente.

> O Ministério da Saúde, o Ministério da Educação e outras partes interessadas devem procurar estratégias diferentes entre os estudantes para que haja uma mudança de comportamento relativamente à utilização de óculos.

> Recomendamos também a realização de mais estudos para determinar a magnitude e a gravidade dos defeitos da visão cromática utilizando o anomaloscópio e a deficiência visual da visão ao perto utilizando o diagrama ocular de Jaeger e para avaliar os possíveis factores de risco da deficiência visual.

Capítulo 9

9. REFERÊNCIAS

Abebe Y, Wondmikun Y. Deficiências na perceção das cores entre os condutores de automóveis em Addis Abeba, Etiópia. *Traffic Injury Prevention*. 2002;3(4): 294-297

Adam A. Um estudo de algumas das características genéticas das tribos etíopes: Parte VII: visão de cores. *Am J Phy Anthrop*. 1962; **20**:194- 195.

Agamemnon Despopoulos, Stefan Silbernagl, Stried Rothenburger. *Atlas a Cores de Fisiologia*, **5**[th] edição, completamente revista e aumentada, 2003

Alemayehu W., Tekle-Haimanot R., Forsgren L., Erkstedt J., Causes of visual impairment in central Ethiopia. *Ethiop Med J*. 1995; **33(3)**:163-74.

Amruta S, Rajiv Khandekar, Sheetal Dharmadhikari, Kuldeep Dole, Parikshit Gogate e Madan Deshpande. Prevalence of Uncorrected Refractive Error and Other Eye ProblemsamongUrban and Rural School Children, *Middle East Afr J Ophthalmol*. 2009 Apr-Jun; **16(2)**: 69-74

Aniza I, Azmawati MN, Jamsiah M, Idayu BI, Mae Lynn CB, Prevalência de deficiência de acuidade visual e seus factores associados entre os alunos do ensino secundário em Beranang, Selangor, *Malaysian Journal of Public Health Medicine* 2012, Vol. **12(1)**: 39-44

Anmol Gupta, Ram Lal, S.R. Mazta, Deepak Sharma. Prevalence of Refractive Errors, Color Vision Defects and Other Ocular Disorders in School-going Children: Primary Screening bySchool Teachers. Distrito de Shimla, Índia.2012, *JIMSA* Out-Dez. 2012 Vol. **25(4)**

Applemans M., Defeitos de cor entre os nativos do Congo. *Bull Soc Beige Opthal*, 1953; **103**: 226-229.

Berhane Y., Worku A., Bejiga A., Adamu L., Alemayehu W., Bedri A., Haile Z., Ayalew A., Adamu Y., Gebre T., Kebede T., West E. Prevalência e causas da cegueira e da baixa visão na Etiópia. *Ethiop.J.Health Dev*. 2007; **21(3)**:204-210.

Berhane Y., Worku A., Bejiga A. National Survey on Blindness, Low Vision and Trachoma inEthiopia, Ministério Federal da Saúde da Etiópia, com o apoio e em colaboração com um consórcio de ONG (The Carter Center, CBM, ITI, ORBIS Intl. Ethiopia e LfW), *Ophthalmological Society of Ethiopia, and the Ethiopian Public Health Association*, Addis-Ababa, Etiópia, 2006.

Bowmaker, J.K., Visual Pigments and Molecular Genetics of Color Blindness (Pigmentos visuais e genética molecular do daltonismo). *NewsPhysiological Science* 1998 Vol. **13**: 63-69.

Clements F. Racial differences in color blindness (Diferenças raciais no daltonismo). *Amer J Phys Anthrop* 1961; **4**: 189-204.

Cohen J. Weighted kappa: escala nominal de concordância com provisão para discordância escalonada ou crédito parcial. *Psychol Bull*. 1968; **70**:213-220

Cornelius Tokunbo Bamise, Temitope Ayodeji Esan, Patricia Adetokunbo Akeredolu,OnakpoyaOluwatoyin, Elizabeth Obhioneh Oziegbe. Defeito de visão de cores e seleção da cor dos dentes entre os dentistas nigerianos.2007; *Rev. C'h'n. Pesq. Odontol.* 2007 set/dez; **3(3)**:175-182.

Dandona L, Dandona R, Srinivas M, et al. Blindness in the Indian state of Andhra Pradesh.*Invest Ophthalmol Vis Sci* 2001; **42**:908-916.

Davies IRL, Laws G, Corbett GG, Jerrett DJ. Diferenças interculturais na visão cromática: daltonismo adquirido em África. Personality and Individual differences. 1998;**6**:1153- 1162.

Delpero WT, O'Neill H, Casson E e Hovis J. Aviation-relevent epidemiology of colour vision deficiency. *Aviation Space and Environmental Medicine2005*; **76(2)**: 127-133.

Diez MA, Luque MJ, Capilla P. et al. Deteção e avaliação de anomalias e deficiências da visão cromática em crianças. *J Pediatr Ophthalmol Strabismus*. 2001; **38**: 195-205.

Emslie-Smith D, Paterson CR, Scratcherd T, Read NW. *Textbook of Physiology* 1998; **11**[th] Editions; 456-457.

Foster, D. H. Inherited and acquired color vision deficiencies: fundamental aspects and clinicalstudies. Macmillan Press: Londres; 1991.

Fredrick DR., Myopia, *British Medical Journal*, 2002; **324**: 1195-1209.

Gilbert C., Ellwein LB. Prevalência e causas da baixa visão funcional em crianças em idade escolar: resultados de inquéritos populacionais padronizados na Ásia, África e América Latina. *InvestOphthalmology Vis Science* 2008; **49(3):** 877-81.

Gilbert C. e Foster A. Childhood blindness in the context of VISION 2020-The Right to Sight.*Bulletin of the World Health Organization*, 2001. **79**: 227-232.

Gnadt GR, Amos JF. Dicromacia e o seu efeito num jovem do sexo masculino. *J Am Optom Assoc*. 1992; **63**:475-480.

Goh PP, Yahya A, Pokharel GP, Ellwein LB. Erro refrativo e deficiência visual em crianças em idade escolar no distrito de Gombak, Malásia. *American Academy of Ophthalmology2005*; **112(4):** 678-85.

Guyton A. e Hall J.*A Textbook of Medical Physiology*, 2006, **11**[th] Edition: 372-378

Hetal K. Rathod, Pankaja R. Raghav, Sidharth Mittal. Profile of School Going Children withVisual Impairment, India, *Indian Medical Gazette2011*.

Relatório sobre o desenvolvimento humano: Oxford University press, Nova Iorque: Programa das Nações Unidas para o Desenvolvimento, 2000.

Classificação Estatística Internacional de Doenças e Problemas Relacionados com a Saúde, 10th revisão.
Genebra: *Organização Mundial de Saúde* 1992: 456-57.

Kello A B., Gilbert C., Causes of severe visual impairment and blindness in children in schools for the blind in Ethiopia;*Br J Ophthalmol* 2003;**87**:526-530.

Khushdeep Singh Arora, Ruchika Garg, Naveenta Gupta e Nitin Bansal. Estudo comparativo do daltonismo entre várias populações de imigrantes em Punjab; *um jornal internacional online disponível em http://www.cibtech.org/jms.htm* 2012 Vol. **2 (2)**

Kortlang C., Koster JC., Coulibaly S., Dubbeldam RP. Prevalência da cegueira e da deficiência visual na região de Segou, Mali. Um inquérito de base para um programa de cuidados oftalmológicos primários. *Top Med Int Health*. 1996; **1(3)**:314-9.

Krebs C., Weinberg J., Akesson E. *Lippincott's Illustrated Review of Neuroscience*, 2012, 291 - 302.

Li S, Xu J, He M, et al. Um inquérito sobre cegueira e cirurgia de cataratas no condado de Doumen, China.*Ophthalmology* 1999; **106**:1602-1608.

Linksz A. An Essay on Color Vision and Clinical Color Lesion Tests (Ensaio sobre a visão cromática e testes clínicos de lesões cromáticas). New York. Grune andStratton, 1964.

Livingston P M., McCarty C A. e Taylor H R. Visual impairment and socioeconomic factors.*Br J Ophthalmol* 1997;**81**: 574-577

Maberley DAL., Hollands H., Chuo J., Tam G., Konkal J., Roesch M., et al. The prevalence of low vision and blindness in Canada (A prevalência da visão subnormal e da cegueira no Canadá). Eye 2006: **20**: 341-346.

Mann I, Turner C. Visão de cores em raças nativas da Australásia. *Am J Ophthalmol*.1956; **41**: 797800.

Motulsky AG, Deeb SS. Visão de cores e seus defeitos genéticos. In: Scriver CR, Baudet AL, SlyWS, Valle D, editores. The metabolic and molecular bases of inherited disease (As bases metabólicas e moleculares das doenças hereditárias). 8ª ed.McGraw-Hill: Nova Iorque; 2001; vol. **4**: 5955- 5976.

Mueller RF, Young ID. Emery's Elements of Medical Genetics, 9ª edição.
Edimburgo: Churchill Livingstone, 1995; 317.

Mulusew A. e Yilikal A.Prevalência de defeitos congénitos da visão cromática entre crianças em idade escolar em cinco escolas do distrito de Abeshge, Etiópia Central, 2009; *East African Journal of Ophthalmology* julho de 2013 .

Murthy GVS, Gupta S, Ellwein LB. A population based eye survey of older adults in a ruraldistrict of Rajasthan: central vision impairment, blindness, and cataract surgery. *Ophthalmology* 2001; **108**: 679-85.

Mutti DO. Poderemos vencer a miopia? *Revista de Optometria2001*; **138**: 80-92.

Naresh S. Estudo do daltonismo em J at Sikhs. Indian J Physiol Pharmacol 1995; **39**: 127-130.

Negerel A.D., Maul G.P., Pokharel J., Zhao e Ellwein. Refractive error study in children:sampling and measurement methods for a multicountry survey. *Am.J.Ophthalmol, 2000;129:421-426*

Neitz Maureen e Neitz Jay, Molecular Genetics of Color Vision and Color VisionDefects.Archives of Ophthalmology 2000; Vol. **118**; 691-700.

Ote JE., Kuper H., Dineen B., Befidi-Mengue R., Foster A. Prevalência e causas de cegueira e deficiência visual em Muyuka: Um distrito de saúde rural na Província do Sudoeste, Camarões.*Br J Ophthalmol* 2006; 90(**5**):538-542.

Patrick-Ferife G., Ashaye AO., Qureshi BM. Cegueira e baixa visão em adultos em Ozoro, uma comunidade rural no Estado do Delta, Nigéria. *Niger J Med* 2005; **14(4)**:390-395.

Pokharel GP, Regmi G, Shrestha SK. Prevalence of blindness and cataract surgery in Nepal (Prevalência de cegueira e cirurgia de catarata no Nepal). *Br J Ophthalmol* 1998; **82:** 600-605.

Raghunandan A, Mashige KP, Govender P, Holden BA, Pokharel GP, et al. Erro de refração e deficiência visual em crianças africanas; *J. Ophtalmol Vis Sci*. 2003; **44:**3764-3770.

Rahman SA, Singh PN, Nanda PK. Comparação da incidência de daltonismo entre secções das populações líbia e indiana. *Indian J Physiol Pharmacol*. 1997; **42 (2):**271-275

Regina K., Pamela A., Charles C., Dapeng Z., Berga L. e Fina O. Vitamin-A Partnership for Africa: A Food Based Approach to Combat vitamin A Deficiency in Sub-Saharan Africa through Increased Utilization of Orange-fleshed Sweetpotato, Chronica horticulturae, 2005,vol.**45**.

Resnikoff S., Pascolini D., Etya'ale D., Kocur I., Pararajasegaram R., Pokharel G., Mariotti SP. Dados globais sobre a deficiência visual no ano de 2002. *Boletim da Organização Mundial de Saúde,* 2004, 82844-82851.

Saw S-M., Husain R., Gazzard G M., Koh D., Widjaja D., Tan D T H. Causes of low vision andblindness in rural Indonesia. *Br J Ophthalmol* 2003; **87:**1075-1078

Sharpe Lindsay T., Stockman Andrew e Nathans Jeremy. Color Vision: From Genes toPerception. Capítulo 1: Genes de opsina, fotopigmentos de cone, visão de cores e daltonismo. Cambridge University Press. 2001.

Silverthorn D., Johnson B., Ober W., Silverthorn A. *Human Physiology: An IntegratedApproach,*2010; **5**[th] Edition: 372-378

Sommer A. & West Jr KP. Vitamin A Deficiency (Deficiência de vitamina A): Health, Survival and Vision (Saúde, Sobrevivência e Visão). Nova Iorque: Oxford University Press, 1996.

Squire Larry R. *Encyclopedia of neuroscience* ,USA, Elsevier Ltd, 2009: 661- 668

Sunderland E, Rosa PJ. A incidência do daltonismo vermelho-verde na população de Tripolitania, cyreniaca, & Fezzan na Líbia e das tribos Kikuyu, Kamba, Taita, Taveta & Luotribes do Quénia. *Am J Phys Anthrop*. 1976; **44**: 151- 156.

O Instituto Nacional de Engenharia de Reabilitação (NIRE). Vision Aids for People withImpaired Color Perception, 2002

O workshop por convite de Oslo. Rumo a uma redução do impacto global da baixa visão. Sociedade Internacional para a Investigação e Reabilitação da Visão Subnormal, Nova Iorque, NY EUA2005.

Thomas B., Umapathy E., e Iputo J. effects of nutritional deficiency on visual acuity (efeitos da deficiência nutricional na acuidade visual). *Journal of Biological science* 2008; **8(7):**1246-1250.

Tonks A. Children who sleep with light on may damage their sight (Crianças que dormem com a luz acesa podem prejudicar a sua visão). *British Medical Journal*, 1993; **18**: 1369.

Weir R, Kirk R, Bidwell S, Hinder P. et al. Color vision screening. A critical appraisal of theliterature. New Zealand Health Technology Assessment Clearing House. Relatório 7, 1998.

Organização Mundial de Saúde. Prevalência global da deficiência de vitamina A na população de risco 1995-2005; OMS, 2009. Disponível em: http://www.who.int/vmnis/vitamina/prevalence/report/en/

Organização Mundial de Saúde. Prevention of childhood blindness, Genebra, OMS, 1992.

Ficha informativa da Organização Mundial de Saúde (OMS) 2013.

Zainal M., Ismail SM., Ropilah AR. *et al.* Prevalência da cegueira e da visão subnormal na população da Malásia: resultado do inquérito nacional de 1996. British Journal Ophthalmology 2002; **86(9):** 951-956.

Zein ZA. Frequência genética e tipo de daltonismo em etíopes. *Ethiop Med J.* 1990;**28(2):**73-75.

Zhao J., Jia L., e Sui R. Prevalência de cegueira e cirurgia de catarata no condado de Shunyi, China.*Am J Ophthalmol* 1998; **126**: 506-514.

Ficha de informação e formulário de consentimento para os participantes no estudo

O meu nome é Haile Fentahun. Sou estudante do segundo ano de mestrado na Universidade de Adis Abeba, Faculdade de Ciências da Saúde, Departamento de Fisiologia Médica e estou a fazer a minha investigação de mestrado sobre acuidade visual e daltonismo em crianças em idade escolar da Escola Primária Holy Trinity e da Escola Primária Zeray Deres em Adis Abeba, Etiópia. Este estudo foi aprovado pelo comité de ética e revisão do Departamento de Fisiologia Médica da Faculdade de Medicina da Universidade de Adis Abeba.

Caro cliente, pedimos-lhe que autorize o seu filho a participar neste estudo. Seguem-se algumas informações importantes que o ajudarão a decidir se o seu filho deve ou não participar no estudo.

1. Objetivo do estudo: o objetivo deste estudo é determinar a prevalência da deficiência da acuidade visual e do daltonismo e os factores associados em crianças em idade escolar.

2. Procedimentos a efetuar: as crianças serão solicitadas a ler as letras na tabela de Snellen para medir a acuidade visual e a identificar as cores na placa pseudoisocromática para medir a visão cromática.

3. Riscos e desconforto: não existe qualquer risco ou desconforto durante os testes.

4. Benefícios esperados: este estudo garante a existência de problemas de acuidade visual e daltonismo nas crianças. Se existirem problemas visuais, serão efectuados exames complementares por um oftalmologista, sem custos, e serão dados possíveis tratamentos e conselhos. Assim, as crianças beneficiarão dos resultados obtidos para resolver os problemas visuais.

5. Confidencialidade: As informações fornecidas pelas crianças servirão apenas para este estudo e não para qualquer outro fim e serão mantidas confidenciais.

6. Conclusão do estudo: a participação no estudo é voluntária e a recusa em participar não implica qualquer penalização ou perda de benefícios a que tenha direito. Tem todo o direito de aceitar ou recusar participar neste estudo em qualquer altura.

Se tiver alguma questão sobre o estudo, pode contactar o investigador principal através do seguinte endereço Departamento de Fisiologia Médica, Faculdade de Medicina, Universidade de Adis Abeba Mob. No: +251910058330, E-mail: fentahaile@ gmail.com

Formulário de consentimento

Código não ------------------

A informação sobre o estudo foi-me explicada pelo investigador. Compreendi que o objetivo deste estudo é determinar a prevalência da deficiência da acuidade visual e do daltonismo e os factores associados nas crianças em idade escolar e que as informações fornecidas pelas crianças servirão apenas para este estudo e não para qualquer outro fim. Também me foi explicado que as crianças têm o direito de interromper a sua participação em qualquer altura e que não perdem nada se se recusarem a participar. Concordo que os meus filhos participem no estudo e, por este meio, aprovo o meu acordo com a minha assinatura.

Nome e assinatura do --- participanteData

Nome e assinatura do investigador -- data------------

የጥናቱተሳታፊዎችየመረጃእናየስምምነትቅጽበአማርኛ

ስሜኃይሌፈንታሁንይባላል፡፡በአ.አዩኒቨርሲቲሕክምናፋካልቲ፡ፊዚዮሎጂት/ክየድኅረምረቃተማሪስኾንየመመረቂያጽሑፌንበጥራትየማየትችግርያለባቸዉእናቀለሞችንበትክክልየመለየትችግርያለባቸዉን 1ኛደረጃተማሪዎችስርጭትማወቅእናለዚህአጋላጭየሆኑምክንያቶችንመለየትበሚልርዕስበቅድስትስላሴካቴድራልየመጀመሪያደረጃት/ቤትእናዘራይደረስየመጀመሪያደረጃት/ቤትበአዲስአበባከተማውስጥላይእሠራለሁ፡፡እርስዎምበዚህጥናትልጅዎእንዲሳተፍፍቃድዎንበአክብሮትእጠይቃለሁ፡፡

ውድየተሳታፊተማሪወላጅችልጅዎበጥናቱለመሳተፍምሆነላለመሳተፍለመወሰንእንዲያስችልዎትስለጥናቱየሚከተሉትንማብራሪያዎችአባክዎይመልከቱ፡፡

1. የጥናቱዓላማ፡- የዚህጥናትዓላማበጥራትየማየትችግርያለባቸዉእናቀለሞችንበትክክልየመለየትችግርያለባቸዉን 1ኛደረጃተማሪዎችስርጭትማወቅእናለዚህአጋላጭየሆኑምክንያቶችንመለየትይሆናል፡፡

2. አጠቃቀም፡- የልጅዎንየማየትአቅምለማወቅበሰሌዳላይያሉፊደሎችንእንዲያነብይደረጋል፡፡ቀለሞችንበትክክልመለየቱንለማወቅደግሞየተለያዩቀለሞችንእንዲለይይደረጋል፡፡

3. ሊደርስየሚችልአደጋ፡- በጤናውላይምንምአይነትአደጋወይምችግርአያስከትልም፡፡

4. ከጥናቱየሚገኘውጥቅም፡- በጥናቱበጥራትየማየትችግርያለባቸዉእናቀለሞችንበትክክልየመለየትችግርያለባቸውልጆችተለይተውይታወቃሉ፡፡ችግርያለባቸውልጆችለተጨማሪምርመራየዓይንስፔሻሊስትያለምንምክፍያእንዲያየው/ያትይደረጋል፡፡ውጤቱምለችግሩመፍትሔለመፈለግይረዳል፡ተገቢውንህክምናእንዲያገኙምሁኔታዎችንእመቻቻለሁ፡፡ልጅዎምከመፍትሔውተጠቃሚይሆናል፡፡

5. ምስጢራዊነት፡- የማንኛውምየጥናቱተሳታፊመረጃበምስጢርይያዛል፡፡የእያንዳንዱንግለሰብመረጃከዋናውተመራማሪናአማካሪውበስተቀርማንምሊያዉቀዉአይችልም፡፡

6. ፈቃደኝነት፡- የእርሶልጅበጥናቱለመሳተፍፈቃደኛያለመሆን፡ማንኛውንምመረጃእናናሙናያለመስጠትእንዲሁምጥናቱንበማንኛውምጊዜየማቋረጥመብቱየተጠበቀነው፡፡

ጥናቱንበተመለከተምንምዐይነትጥያቄካለዎትበሚከተለውአድራሻሊያገኙኝይችላሉ፡፡

ስም፡ኃይሌፈንታሁን፣ፊዚዮሎጂት/ክፍል፣ሕክምናፋካልቲ፣አ.አዩኒቨርሲቲ
ስልክ፡ 0910058330፣ኢሜል፡fentahaile@gmail.com

የስምምነትመጠየቂያቅጽበአማርኛ

የጥናቱተሳታፊመለያቁጥር-------------

ጥናቱንበተመለከተበቂማብራሪያተደርጎልኛል፡፡የጥናቱንምእላማበሚገባየተረዳሁሲሆን፤የምሰጠውምመረጃለ ዚህጥናትብቻየሚውልበመሆኑበልጄላይምሆነበኔላይምንምአይነትጉዳትእንደማያደርስእናየምሰጣቸውማንኛ ውምመረጃዎችበሚስጥርእንደሚጠበቁስለተገዘብኩበትናቱልጄእንዲሳተፍመወሰንበፈርማዬአረጋግጣለሁ ::

የጥናቱተሳታፊወላጅወይምአሳዳጊስም--

ፊርማ----------------------------

የመረጃሰብሳቢውስም---

ፊርማ--------------------------------

ቀን---------/---------/------------

Apêndice II: Questionários

Universidade de Addis Abeba, Faculdade de Medicina, Departamento de Fisiologia Médica

Este é um questionário concebido para ser preenchido pelos pais, a fim de conhecerem o efeito do estatuto socioeconómico na visão dos seus filhos. Não é obrigado a escrever o seu nome e morada para que o resultado não tenha consequências na sua vida e na dos seus filhos. O questionário demorará cerca de 10 minutos. Por favor, preencha-o corretamente e com paciência, porque os resultados terão um grande valor para sugerir a causa da deficiência visual nas crianças e dar possíveis soluções para a mesma.

Obrigado pelo vosso tempo e cooperação.

Parte I: Informações pessoais

1. ID -----------------------

2. Sexo :____ Masculino _____ Feminino

3. Nacionalidade: -------------------------------MãePai -------------------------------

4. Idade: ------------------------------- MãePai ---------------------------------

5. Formação académica: --------------------------------- MãePai-----------------------------------

6. Emprego : --------------------------- MãePai ---------------------------------

7. Estado civil: ____ solteiro _____ casado ____ divorciado ____ viúvo

8. Salário ou rendimento por mês: ------------------------------- MãePai-------------------------------

9. Tem algum dos problemas oculares abaixo indicados? (Mãe ou Pai)

   _____ míope _____ daltonismo

   _____ Visão de longo prazo

10. Já teve alguma doença ocular antes?

    Mãe: Sim/Não; se a resposta for "sim", especificar a doença --------------------------------------

    Pai: Sim/Não; se a resposta for "sim", especificar a doença --------------------------------------

11. Tem cuidado com os olhos dos seus filhos? Sim/Não. Se sim, como? ------------------------

አዲስ አበባ ዩኒቨርሲቲ፣ የህክምና ፋካልቲ፣ ሜዲካል ፊዚዮሎጅ ት/ክፍል

ይህ በወላጆች ወይም አሳዳጊዎች እንዲሞላ የተዘጋጀ የ 10 ደቂቃ መጠይቅ ነዉ፡፡መጠይቁን ለመሙላት ስምዎንም ሆነ አድራሻዎን መጻፍ አያስበቅብዎትም፡ በመሆኑም በሚሰጡት መረጃ ምክንያት በእርስዎ ወይም በልጅዎ ምንም አይነት ችግር አይኖርም፡፡ መጠይቁን በትክክል በመሙላትዎ የልጆችን በጥራት የማየት እና ቀለሞችን በትክክል የመለየት ችግር ምክንያቶች ለማወቅና ተገቢዉን መፍትሄ ለመስጠት ስለሚያስችል በትክክል እንዲሞሉ በአክብሮት እጠይቃለሁ፡፡

ለትብብርዎ አመሰግናለሁ፡፡

ክፍል 1፤ የተሳታፊዉን ቤተሰብ ማንነት የተመለከተ መጠይቅ

1. የተሳታፊዉ መለያ ቁጥር-------------------
2. ጾታ: ☐ ወንድ   ☐ ሴት
3. ዜግነት፡ እናት -------------------------------አባት -------------------------------
4. እድሜ፡ እናት -------------------------------አባት -------------------------------
5. የትምህርት ደረጃ፡   እናት -------------------------------------አባት -------------------------------
6. ሥራ፡   እናት -------------------------------------አባት -------------------------------
7. የጋብቻ ሁኔታ? ሀ. ያገባ   ለ. ያላገባ   ሐ. አግብቶ የፈታ   መ. ባለቤት የሞተባት
8. ወርሃዊ የገቢ ሁኔታ፡ እናት -------------------------------------አባት -------------------------------
9. ከዚህ በታች የተዘረዘሩት የዓይን በሽታዎች አለበዎት? እናት ወይም አባት
   ሀ. ከርቀት የማየት ችግር
   ለ. ከቅርብ የማየት ችግር
   ሐ. ቀለሞችን በትክክል የመለየት ችግር
10. ከዚህ በፊት ዓይንዎን ታመዉ ያዉቃሉ?
    እናት = አዎ/ አሞኝ አያዉቅም፡፡ መልስዎ አዎ ከሆነ በሽታዉን ይግለፁልን-------------------
    አባት = አዎ/ አሞኝ አያዉቅም፡፡መልስዎ አዎ ከሆነ በሽታዉን ይግለፁልን-------------------
11. ለልጅዎ ዓይን አንክብካቤ ያደርጋሉ?   አዎ/ አላደርግም፡፡ መልስዎ አዎ ከሆነ በምን አይነት መንገድ እንደሚንከባከቡ
    ይግለፁ፡፡---

Universidade de Adis Abeba, Faculdade de Medicina, Departamento de Fisiologia Médica

É um questionário preenchido pelos participantes, que não são obrigados a escrever o seu nome e endereço, para que o resultado não tenha consequências para a sua vida ou saúde. O questionário demorará cerca de 10 minutos. Por favor, preencha-o corretamente e com paciência, porque os resultados terão um grande valor para sugerir a causa da deficiência visual nas crianças e dar possíveis soluções para a mesma.

Obrigado pelo vosso tempo e cooperação.

Parte I: Informações pessoais

1. N.º de identificação ---------

2. Sexo: _____ masculino _____ Feminino

3. Nacionalidade : ----------------------

4. Idade: ---------------------------------

5. Grau : -------------------------------

Parte III: Perguntas sobre as actividades do dia a dia.

1. Vê televisão? Sim/ Não. Se a sua resposta for sim, com que frequência vê televisão?

A. Mais de 8 horas/dia B. Cerca de 6-8 horas/dia C. Cerca de 2-5 horas/dia D. Menos de 2 horas/dia

.

2. Se a sua resposta for afirmativa à pergunta número 1, a que distância observa o filme?

A. Menos de 1 m, B. 1 -2m,   C. 3-4 mD   . Mais de 4 m

3. Joga jogos de televisão ou de computador? Sim / Não. Se a resposta for sim, com que frequência joga?

   A. Diariamente B. 4-6 dias/semana C. 2-5 dias/semana D. menos de 2 dias/semana

4. Com que frequência usa óculos?

   A. SempreB   . Normalmente C. De vez em quandoD . Nunca usa óculos.

5. Tem problemas de acuidade visual ou daltonismo? Sim/Não.

6. Sofre de diabetes? Sim/Não

7. Etnia------------------------------------

አዲስ አበባ ዩኒቨርሲቲ፣ የህክምና ፋካልቲ፣ ሜዲካል ፊዚዮሎጅ ት/ክፍል

ይህ የ 10 ደቂቃ መጠይቅ ቤተሰቦቻቸው ሙሉ ፈቃደኛ በሆኑ ተሳታፊ ተማሪዎች እንዲሞላ የተዘጋጀ መጠይቅ ነዉ።መጠይቁን ለመሙላት ስምዎንም ሆነ አድራሻዎን መጻፍ አይጠበቅብዎትም፤ በመሆኑም በሚሰጡት መረጃ ምክንያት የሚደርስብዎ ምንም አይነት ችግር አይኖርም። መጠይቁን በትክክል በመሙላትዎ የልጆችን በተራት የማየት እና ቀለሞችን በትክክል የመለየት ችግር ምክንያቶች ለማወቅና ተገቢዉን መፍትሄ ለመስጠት ስለሚያስችል በትክክል እንዲሞሉ በአክብሮት አጠይቃለሁ።

ለትብብርዎ አመሰግናለሁ።

ክፍል 1፡ የተሳታፊዉን ማንነት የተመለከተ መጠይቅ

1. መለያ ቁጥር--------------------
2. ጾታ፡   ☐ ወንድ   ☐ ሴት
3. ዜግነት፡ --------------------------------
4. እድሜ፡ ---------------------
5. የትምህርት ደረጃ /ክፍል/--------------

ክፍል 2፡የተሳታፊዉን የቀን ተቀን እንቅስቃሴን የተመለከተ መጠይቅ

1. ቴሌቪዥን ይመለከታሉ? አዎ / አልመለከትም ፤ መልስዎ አዎ ከሆነ በቀን ለምን ያህል ሰዓት ይመለከታሉ?

ሀ. ከ8 ሰዓት በላይ   ለ. ከ6-8 ሰዓት   ሐ. ከ2-5 ሰዓት   መ. ከ2 ሰዓት በታች

2. ለጥያቄ ቁጥር 1 መልስዎ አዎ ከሆነ፤ በምን ያህል እርቀት ይመለከታሉ?

ሀ. ከ 1 ሜትር በታች   ለ. ከ 1-2 ሜትር   ሐ. ከ3-4 ሜትር   መ. ከ4 ሜትር በላይ

3. የቴሌቪዥን ወይም የኮምፒተር ጨዋታ ተጫዉተዉ ያዉካሉ? አዎ/ አላዉቅም። መልስዎ አዎ ከሆነ በሳምንት ለምን ያህል ሰዓት ይጫወታሉ?

ሀ. በየቀኑ   ለ. ከ 4-6 ቀን   ሐ. ከ 2-5 ቀን   መ. ከ 2 ቀን በታች

4. መነፅር ይጠቀማሉ?

ሀ. ሁልጊዜ እጠቀማለሁ.ለ.ብዙ ጊዜእጠቀማለሁ.ሐ.አልፎአልፎ. እጠቀማለሁም. ተጠቅሜ አላዉቅም

5. በተራት የማየት ወይም ቀለሞችን በትክክል የመለየት ችግር በሸታዎች አለበዎት? አዎ/ የለብኝም ፡
6. የስኮር በሽታ አለበዎ?   አዎ/ የለብኝም

Apêndice III

Tabela I: Numerais em cada placa e respostas que seriam dadas por indivíduos com visão cromática normal e por indivíduos com daltonismo.

Number of Plate	Normal Person	Person with Red-Green Deficiencies		Person with Total Color Blindness and Weakness
1	12	12		12
2	8	3		X
3	6	5		X
4	29	70		X
5	57	35		X
6	5	2		X
7	3	5		X
8	15	17		X
9	74	21		X
10	2	X		X
11	6	X		X
12	97	X		X
13	45	X		X
14	5	X		X
15	7	X		X
16	16	X		X
17	73	X		X
18	X	5		X
19	X	2		X
20	X	45		X
21	x	73		X
		Protan	Deutran	
22	26	6	2	
23	42	2	4	
24	35	5	3	
25	96	6	9	

x= a placa não pode ser lida.

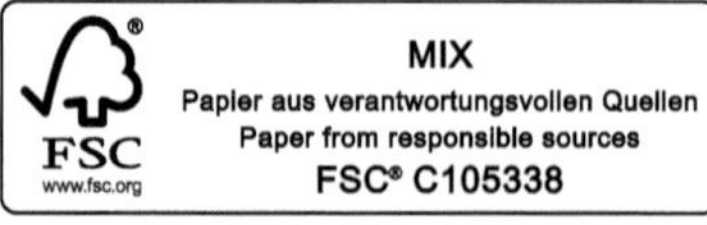

Printed by Books on Demand GmbH, Norderstedt / Germany